Shivangi Mathur
Atul Singh

Cirurgia Primeira Abordagem Ortognática

Shivangi Mathur
Atul Singh

Cirurgia Primeira Abordagem Ortognática

ScienciaScripts

Imprint
Any brand names and product names mentioned in this book are subject to trademark, brand or patent protection and are trademarks or registered trademarks of their respective holders. The use of brand names, product names, common names, trade names, product descriptions etc. even without a particular marking in this work is in no way to be construed to mean that such names may be regarded as unrestricted in respect of trademark and brand protection legislation and could thus be used by anyone.

Cover image: www.ingimage.com

This book is a translation from the original published under ISBN 978-620-7-80784-0.

Publisher:
Sciencia Scripts
is a trademark of
Dodo Books Indian Ocean Ltd. and OmniScriptum S.R.L publishing group

120 High Road, East Finchley, London, N2 9ED, United Kingdom
Str. Armeneasca 28/1, office 1, Chisinau MD-2012, Republic of Moldova, Europe
Printed at: see last page
ISBN: 978-620-7-86069-2

RECONHECIMENTO

O meu percurso tem sido repleto de desafios, crescimento e aprendizagem, com o apoio fundamental da família, dos amigos, das faculdades e dos guias, pelo que este é o meu sincero reconhecimento a todos eles.

Em primeiro lugar, gostaria de expressar a minha sincera gratidão aos meus pais, **Sr. Shishir Kumar Mathur** e **Sra. Rachna Mathur**, e aos meus irmãos Engr. **Komal Mathur** e Engr. **Ashutosh Mathur**; ao meu cunhado **Engr. Ankur Mathur** e à minha sobrinha **Saanvi Mathur** pelo seu amor inabalável, encorajamento e compreensão. O seu apoio tem sido a minha âncora durante todo este esforço académico. Os seus sacrifícios, quer financeiros quer emocionais, não passaram despercebidos, proporcionando uma base estável para o sucesso académico. O apoio recebido tem sido fundamental para ultrapassar obstáculos e atingir metas ao longo do percurso da tese. Estou também grato aos meus avós, **Late Shri Hardayal Mathur**, Late **Smt. Rajeshwari Mathur**, **Late Shri Maharaj Bihari Lal Mathur** e **Late Smt. Kaamini Mathur,** por me terem dado as suas melhores bênçãos e amor.

Expresso também a minha profunda gratidão ao meu orientador e diretor do departamento, **Dr. Atul Singh**, pela sua orientação inestimável, apoio inabalável e feedback perspicaz durante a investigação e a redação desta dissertação. Inspirei-me na sua meticulosidade, atenção aos pormenores e abordagem positiva a qualquer problema.

Estou também imensamente grato à **Dra. Pooja Sharma** e ao **Dr. Omkar Singh Yadav**, que são ortodontistas seniores no departamento e que sempre me guiaram com as suas valiosas ideias, críticas construtivas, apoio e encorajamento em várias fases deste projeto.

Estou profundamente grata aos meus colegas Dr. Taw Mepu, Dr.ª Ketki Dalvi, Dr. Suraj Shidurkar, Dr.ª Banashree Saha e Dr.ª Ekta pelo seu apoio e camaradagem ao longo deste percurso. O seu encorajamento e amizade proporcionaram a motivação de que tanto necessitava em tempos difíceis. Aproveito esta oportunidade para exprimir a minha gratidão aos meus seniores Dr. Sunayana, Dr. Nikita, Dr. Sanila, Dr. Bhavna, Dr. Jitendra e Dr. Diksha; e aos meus juniores Dr. Abrin, Dr. Rashmi, Dr. Joggeshwar, Dr. Kuzhal, Dr. Poonam, Dr. Samiya, Dr. Loganathan, Dr. Anbarasu, Dr. Taruna, Dr. Tiapong, Dr. Ankita e Dr. Apoorv pelo ambiente de trabalho amigável, apoio constante e encorajamento.

Tenho muito que agradecer, pois sou saudável, feliz e amada...

Dr. Shivangi Mathur

Índice

LISTA DE ABREVIATURAS

S. NO.	ABBREVIATION	FULL FORM
1.	**SFOA**	**Surgery-First Orthognathic Approach**
2.	**SFA**	**Surgery-First Approach**
3.	**RAP**	**Regional Acceleratory Phenomenon**
4.	**STO**	**Surgical Treatment Objective**
5.	**CAD-CAM**	**Computer-Aided Design - Computer-Aided Manufacturing**
6.	**CT**	**Computed Tomography**
7.	**MRI**	**Magnetic Resonance Imaging**
8.	**SAS**	**Skeletal Anchorage System**
9.	**CDS**	**Craniofacial Drawing Standards**

INTRODUÇÃO À CIRURGIA ORTOGNÁTICA

A cirurgia ortognática para reposicionar a maxila, a mandíbula ou o queixo é o tratamento de base para os doentes demasiado velhos para a modificação do crescimento e para as condições dento-faciais que são demasiado graves para a camuflagem cirúrgica ou ortodôntica.[1]

Nos últimos quarenta anos, foram estabelecidos os fundamentos científicos para a arte da cirurgia ortognática, que modifica a aparência do rosto e melhora a função orofacial. O valor do tratamento na melhoria da qualidade de vida é também amplamente aceite. Atualmente, o principal objetivo do tratamento não se limita à melhoria da função oclusal a curto prazo, mas também a uma melhor estética facial e a uma via aérea aberta.[2]

Para a cirurgia ortognática é necessária a combinação de conhecimentos da cirurgia oral e maxilofacial e da ortodontia; no entanto, ainda existem barreiras significativas à correção das deformidades dento-faciais, bem como uma distribuição desigual de clínicos altamente qualificados em todo o país. A compensação ortodôntica da dentição com estética facial reduzida pode ser usada para tratar certas más oclusões em conjunto com pequenas desarmonias esqueléticas. Os casos limítrofes requerem, portanto, uma avaliação meticulosa antes de se decidir pelo tratamento ortodôntico isolado ou por uma combinação de ortodontia e cirurgia como abordagem de tratamento.[2]

A maior parte dos tratamentos comprometidos conduz a resultados não óptimos, tais como

- Instabilidade dentária
- Instabilidade do esqueleto
- Má estética facial
- Problemas nas vias respiratórias
- Problemas periodontais[2]

Os pacientes com deformidades dento-faciais são tratados com cinco objectivos principais em mente:

1. **Função. Para além de** restaurar a função mastigatória normal, os médicos devem ter em conta questões adicionais, tais como deficiências na fala, apneia do sono, desgaste dentário, problemas periodontais e problemas na articulação temporomandibular que possam resultar de uma relação incorrecta da mandíbula.[2]
2. **Estabilidade dos resultados.** O tratamento ortognático definitivo é uma mudança de vida e é importante alcançar a estabilidade dentária e esquelética após o tratamento.[2]
3. **Estética.** A aparência facial é frequentemente a principal preocupação do paciente, mas os pacientes são muitas vezes reticentes em expressar essas preocupações. No entanto, o cirurgião deve resistir à tentação de determinar unilateralmente quais são as preocupações estéticas de um doente, mas deve

encorajá-lo a expressá-las.[2]

4. **Vias aéreas.** O impacto do desalinhamento dos maxilares (e a sua correção) na permeabilidade das vias aéreas superiores é uma adição relativamente recente às considerações de tratamento em doentes com má oclusão dento-esquelética. A localização dos anexos ósseos anteriores influencia grandemente o suporte dos tecidos moles retrofaríngeos. Quando a frouxidão dos tecidos moles ocorre com o envelhecimento, o suporte inadequado para esses tecidos moles desempenhará um papel importante no desenvolvimento da apneia do sono. As escolhas de tratamento podem ser influenciadas por este fator, especialmente em casos de má oclusão de Classe III. Por exemplo, podemos estar relutantes em reposicionar prematuramente a mandíbula de um adulto jovem devido à possibilidade de a apneia do sono se desenvolver mais tarde. Por conseguinte, recomenda-se um plano de tratamento que encoraje um maior avanço maxilar para a cirurgia de maxilar duplo e, no caso de cirurgia de maxilar único, o avanço maxilar pode ser preferido a um recuo mandibular. O protocolo de tratamento é ainda mais complicado por estes factores, uma vez que as considerações relativas às vias aéreas podem significar.[2]
5. **Aspeto psicológico.** As dimensões psicológicas da aparência englobam não só as características reais do rosto e as suas consequências sociais, mas também a ideia de imagem corporal. Esta é a descrição subjectiva que o indivíduo faz da sua aparência física e das suas experiências. A avaliação da aparência dentária é crucial para determinar a imagem corporal de uma

pessoa, tanto na juventude como na idade adulta. É apenas um dos aspectos do rosto de alguém, mas pode influenciar de forma independente a perceção da atração de uma pessoa. Tanto o próprio indivíduo como as outras pessoas consideram que uma pessoa com má oclusão grave é menos popular e menos sociável.[3]

As metas e objectivos do tratamento cirúrgico-ortodôntico incluem o seguinte:

- Função:
  - Oclusão funcional
  - Mastigatório
  - Engolir
  - ATM
  - Discurso
  - Estabilidade[4]
- Estética:
  - Harmonia dento-facial o Perfil facial
  - Proporção
  - Preferência individual
  - Tendências culturais[4]

Aspectos psicossociais:

- Autoestima
- Imagem corporal
- Funcionamento social
- Saúde mental
- Qualidade de vida[4]

No domínio da cirurgia craniofacial, a cirurgia ortognática é frequentemente utilizada para tratar a apneia obstrutiva do sono (AOS), as anomalias do perfil facial e a má oclusão. O objetivo da cirurgia ortognática é reposicionar a maxila, a mandíbula e o queixo. As técnicas mais comuns incluem a osteotomia de LeFort e a osteotomia sagital bilateral dividida (BSSO), com ou sem genioplastia óssea.[5]

O cirurgião americano Simon P. Hullien efectuou a primeira osteotomia mandibular em 1849 para reparar cirurgicamente uma má oclusão de classe III e prognatismo. Embora tenha havido uma clara restrição no tratamento da má oclusão após a cirurgia, resultando numa má oclusão de borda a borda anteriormente, o prognatismo esquelético foi rectificado no pós-operatório. O tratamento ortodôntico ganhou popularidade a partir da década de 1970 como forma de tratar a má oclusão. Para corrigir tanto o perfil esquelético como a má oclusão, o tratamento ortodôntico é por vezes combinado com a cirurgia ortognática.[5]

A cirurgia ortognática deve ser utilizada para cumprir simultaneamente a função dentária e os objectivos estéticos, o que implica ter em conta as alterações dos tecidos moles e o movimento do esqueleto. Os objectivos cirúrgicos primários da cirurgia ortognática mudaram ao longo das últimas décadas para se tornarem cosméticos. Embora o objetivo funcional de alcançar a oclusão dentária ideal continue a ser importante, ninguém estaria disposto a aceitar um impacto negativo nos resultados estéticos para alcançar esse objetivo.[3] Atualmente, as principais técnicas cirúrgicas incorporadas na cirurgia ortognática incluem a osteotomia Le Fort I, a osteotomia sagital bilateral dividida e a genioplastia óssea.[6]

Os tratamentos ortognáticos padrão para reparar a deformidade da mandíbula e os procedimentos adjuvantes para melhorar as formas dos tecidos duros e moles constituem o tratamento cirúrgico ortognático moderno para a deformidade dentofacial. Estes procedimentos adjuvantes incluem uma genioplastia óssea versus aloplástica, septo-rinoplastia e lipectomia por sucção do pescoço.[1]

É imperativa uma abordagem de colaboração entre o ortodontista e o cirurgião maxilofacial para conceber e executar com sucesso um plano de tratamento abrangente com resultados previsíveis.[1]

A preparação psicológica do doente, a nutrição pré-operatória e pós-operatória adequada, a preservação da irrigação sanguínea dos dentes e segmentos maxilares mobilizados, a proteção do osso, das estruturas neurovasculares e dos dentes, o tratamento adequado das feridas após a cirurgia, a fixação dos segmentos ósseos, o controlo adequado da oclusão e a reabilitação para a função maxilar completa são aspectos importantes dos cuidados cirúrgicos e dos cuidados globais do doente.[1]

As tendências recentes na cirurgia ortognática têm evoluído no sentido de minimizar o período de tratamento ortodôntico pré-operatório e de combinar a tecnologia tridimensional (3D) no processo de planeamento cirúrgico para melhorar a precisão.[5]

Abordagem convencional

A abordagem convencional é referida como a abordagem ortodôntica-primeira. A abordagem ortodôntica cirúrgica convencional em 3 fases inclui a ortodontia pré-cirúrgica, a cirurgia e a ortodontia pós-cirúrgica.[1]

A ortodontia pré-operatória tem como objetivo básico o nivelamento e alinhamento dos dentes sobre o osso basal. Alguns objectivos específicos podem incluir a correção (inversão) da compensação dentária, o estabelecimento de uma inclinação adequada dos incisivos e da largura transversal da arcada, e a manutenção da linha média dentária.[1]

Os procedimentos cirúrgicos ortognáticos podem incluir cirurgia maxilar ou mandibular ou ambas. Pode ser necessária uma cirurgia intranasal concomitante com septoplastia e redução do corneto inferior para melhorar a dinâmica do fluxo de ar nasal. A genioplastia e a lipoaspiração do pescoço também podem ser consideradas em doentes seleccionados para melhorar o resultado estético global.[1]

O tratamento ortodôntico pós-operatório começa normalmente 4 a 6 semanas após a operação. Assim que o ortodontista concluir o pormenor final da oclusão, inicia-se uma fase de retenção pós-ortodôntica.[1]

É lógico considerar o papel da ortodontia em três fases: antes da cirurgia (pré-cirúrgico); imediatamente antes e durante a cirurgia (peri-operatório); e após a cirurgia (pós-cirúrgico).[3]

Ortodontia pré-operatória: Os movimentos dentários necessários para preparar um paciente para a cirurgia devem ser cuidadosamente planeados nos três planos do espaço, tendo em conta o paciente na clínica, bem como os registos de diagnóstico adequados. Os objectivos da preparação pré-cirúrgica são:

- Descompensação dentária para que os dentes possam ser colocados no osso basal, independentemente da relação com o maxilar oposto
- Alinhamento e nivelamento dos dentes e resolução de eventuais apinhamentos
- Coordenação dos maxilares superior e inferior
- Divergência das raízes adjacentes aos locais cirúrgicos onde estão planeadas osteotomias interdentárias.[7]

A ortodontia peri-operatória inclui:

- Preparação do aparelho fixo para a cirurgia
- Fixação inter-maxilar
- A pastilha oclusal
- Procedimentos ortodônticos em sala de operações[3]

Ortodontia pós-cirúrgica: O papel da ortodontia após a cirurgia dos maxilares é alcançar o resultado oclusal e estético dentário final pré-planeado para o paciente. A ortodontia pós-cirúrgica é efectuada em três fases distintas:

- Fase de cicatrização pós-cirúrgica.
- Movimentação dentária pós-cirúrgica.

- Retenção.[3]

As desvantagens da abordagem convencional são as seguintes

i. requer duas fases de terapia ortodôntica,

ii. pode ser bastante moroso,

iii. deterioração da silhueta labial,

iv. dor e desconforto durante a mastigação no decurso do tratamento,

v. problemas psicossociais associados ao atraso na resposta ao problema principal do doente

queixa relativa à estética facial, e

vi. também devido à preparação ortodôntica a longo prazo, podem ocorrer complicações como cáries dentárias, recessão gengival e reabsorção radicular.

Abordagem cirúrgica em primeiro lugar

A definição da abordagem "cirurgia-primeira" é a cirurgia ortognática seguida de tratamento ortodôntico pós-operatório sem tratamento ortodôntico pré-operatório.[5] Embora uma grande proporção de pacientes ortognáticos seja submetida a ortodontia pré e pós-cirúrgica, existem alguns pacientes para os quais a realização da cirurgia primeiro e a ortodontia depois é uma opção.[3]

A ortodontia pré-cirúrgica revela a verdadeira discrepância esquelética no pré-operatório e ajuda a determinar as descompensações dentárias necessárias que, de outra forma, limitariam a correção total da deformidade esquelética. No entanto, este processo pode ser moroso, podendo demorar até 24 meses, dependendo da complexidade dos requisitos do tratamento ortodôntico. Além disso, há uma piora do perfil labial, desconforto mastigatório durante o tratamento ortodôntico pré-operatório e problemas psicossociais associados à demora na resposta à queixa habitual do paciente em relação ao tratamento estético facial.[7]

O conceito e a técnica denominada "SFOA" (Surgery-First Orthognathic-Approach) ou "SFA" (Surgery-First approach) define-se por iniciar a cirurgia sem nenhum procedimento ortodôntico pré-cirúrgico e o tratamento ortodôntico é realizado no pós-operatório. O conceito desta técnica é a não movimentação dentária prévia ou a mínima descompensação dentária durante um a dois meses em casos de interferência oclusal, para utilizar a cirurgia para alcançar rapidamente a melhoria estética facial que é normalmente a principal queixa do paciente no início do tratamento.[7]

<u>Vantagens da SFA</u>:

- A duração total do tratamento é mais curta
- O perfil facial é melhorado desde o início do tratamento como resultado da correção da base esquelética
- As taxas de satisfação dos pacientes e dos ortodontistas são elevadas. Uma melhor colaboração durante a ortodontia pós-operatória está correlacionada com uma elevada satisfação do paciente.
- A descompensação ortodôntica é eficiente e eficaz em resposta ao estabelecimento de uma relação maxilomandibular adequada e ao fenómeno de aceleração regional Os movimentos cirúrgicos podem não

ser travados devido a restrições ortodônticas.

- Existe uma maior liberdade para escolher o movimento cirúrgico de acordo com os requisitos clínicos de cada doente
- A recuperação do doente é rápida
- Quando os distúrbios respiratórios do sono são a principal indicação para tratamento, o avanço maxilomandibular precoce aumenta imediatamente as dimensões da via aérea superior.[2]

Desvantagens da SFA:

- A seleção de casos é crítica porque a oclusão de base não pode orientar os objectivos do tratamento. Por conseguinte, são essenciais elevados níveis de competência clínica, a medição exacta do desalinhamento esquelético e a previsão cuidadosa do movimento dentário pós-operatório.
- O processo de dobragem de um fio cirúrgico passivo é fastidioso e complexo
- A colagem e a remoção do fio cirúrgico são trabalhosas; existe uma taxa relativamente elevada de falhas de colagem antes e durante a cirurgia
- A extensão dos movimentos cirúrgicos é necessariamente maior, porque a correção cirúrgica tem de compensar a compensação dentária
- Os terceiros molares inferiores impactados podem dificultar a cirurgia
- a fluidez pós-cirúrgica durante a cicatrização óssea pode causar instabilidade esquelética, e o seu impacto na recidiva ainda não foi totalmente investigado
- As consultas de ortodontia devem ser marcadas com mais frequência do que

numa abordagem tradicional. Isto pode ser stressante para o ortodontista

■ A correspondência constante entre o cirurgião e o ortodontista é indispensável.[8]

Fig. 1: Abordagem ortognática convencional versus abordagem Surgery First.

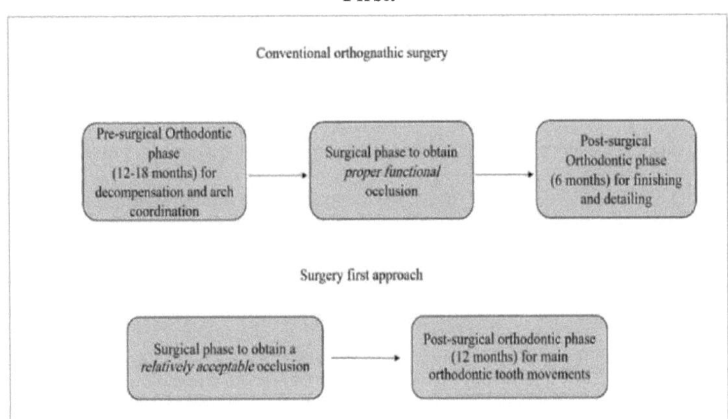

Os próximos capítulos irão explorar a Abordagem Ortognática de Primeira Cirurgia (AOPC) e a sua relevância em várias más oclusões. Começar-se-á por definir a abordagem ortognática de primeira cirurgia, traçar a sua evolução histórica e delinear as suas vantagens e limitações. Os capítulos subsequentes irão aprofundar o planeamento cirúrgico, os critérios de seleção de casos e a implementação prática da SFOA em diferentes más oclusões, abrangendo estratégias de tratamento e classificações.

CIRURGIA PRIMEIRA ABORDAGEM ORTOGNÁTICA

A abordagem ortognática Surgery-first (SFOA) ou abordagem surgery-first (SFA) é definida como a cirurgia ortognática sem o tratamento ortodôntico pré-cirúrgico que era, tradicionalmente, um pré-requisito para a cirurgia ortognática. Portanto, a SFA é um conceito que não apenas desafia o status quo, mas também é um novo paradigma na cirurgia craniofacial. Tradicionalmente, para superar a instabilidade oclusal pós-operatória, o tratamento ortodôntico pré-cirúrgico era considerado essencial para alcançar resultados bem-sucedidos e de longo prazo no procedimento ortognático. No entanto, uma vez que a causa original da deformidade dentofacial é uma discrepância esquelética, a cirurgia ortognática deve ser utilizada para a correção.[9]

A fase ortodôntica pré-cirúrgica, que antecede essencialmente a fase cirúrgica ortognática, permite evidenciar a discordância esquelética exacta, descompensando as compensações naturais ocorridas, ajudando assim o cirurgião a efetuar uma relocalização espacial mais precisa do complexo maxilo-mandibular durante a cirurgia.[10]

No entanto, a fase pré-cirúrgica do tratamento ortodôntico, também designada por ortodontia inversa, é um processo moroso que dura entre 1 a 2 anos, consoante a complexidade da discrepância.[11] O agravamento do perfil facial tornou-se um grande impedimento para os pacientes que procuram a cirurgia ortognática, porque a própria razão para procurar a cirurgia ortognática para melhorar a estética facial é derrotada e, por conseguinte, não resolve a queixa principal do paciente. Além disso, a longa fase preparatória pré-operatória pode agravar ou iniciar outros problemas dentários, como a cárie dentária ou problemas periodontais. Por todas estas razões, o conceito de "ortodontia em primeiro lugar" pode influenciar negativamente a adesão do paciente.[12]

A abordagem ortognática tradicional requer tratamento ortodôntico pré-cirúrgico com uma duração média de aproximadamente 17 meses, seguido de cirurgia e tratamento ortodôntico pós-cirúrgico durante aproximadamente 6-12 meses. Por conseguinte, o tempo total de tratamento para a abordagem ortognática convencional é de aproximadamente 18-36 meses. Uma vez que a cirurgia ortognática tradicional requer 2-3 anos para ser concluída, é um procedimento raramente adotado. Reduzir o tempo total de tratamento seria extremamente benéfico para os pacientes. Já foi mencionado anteriormente por vários autores que o tratamento ortodôntico pré-cirúrgico é o elemento que mais consome tempo em todo o processo da cirurgia ortognática.[14]

A abordagem da cirurgia em primeiro lugar é o conceito de corrigir primeiro a anomalia esquelética que fornece a causa, e depois corrigir a anomalia posicional do dente, que é um sintoma da anomalia esquelética. Por conseguinte, o movimento dentário após a cirurgia é rápido e natural na direção da frente, adaptando os dentes aos músculos ou funções circundantes e à nova posição esquelética corrigida. Para além disso, do ponto de vista do doente, existe uma grande vantagem na medida em que é possível regressar rapidamente à vida social, melhorando a aparência facial mais cedo.[9]

A duração total do tratamento pode estar associada a muitos factores, incluindo:

1. factores do hospedeiro (por exemplo, a extensão da compensação dentária em comparação com a discrepância esquelética (por exemplo, apinhamento dentário e compensação anteroposterior, transversal e vertical), idade e cooperação do paciente), e

u. factores cirúrgicos (por exemplo, quantidade de recuo ou avanço, método de fixação e adaptação muscular).[14]

Os movimentos dentários durante a ortodontia pré-operatória ocorrem numa direção oposta à compensação funcional e resultam em efeitos adversos nos tecidos moles circundantes durante a descompensação; podem também prolongar o período de tratamento ortodôntico pré-operatório. Para o paciente, o movimento pode piorar a estética facial, aumentar o desconforto do paciente e agravar o distúrbio funcional, limitando a compensação dentária.

Por outro lado, durante a SFA, a direção da descompensação dentária pós-operatória é a mesma que na adaptação dentária e muscular às novas estruturas esqueléticas circundantes. Esta é uma das principais razões para encurtar o tempo total de tratamento da SFA.[9]

Outro fator que afecta o tempo de tratamento é o **fenómeno de aceleração regional (RAP)**, que pode ser maximizado após a cirurgia. O fenómeno de aceleração regional foi introduzido em 1983 por Frost, que afirmou que a lesão acelerava de alguma forma o processo normal de cicatrização regional, sendo esta aceleração designada por fenómeno de aceleração regional. O RAP é a reação dos tecidos a estímulos nocivos que aumenta a capacidade de cicatrização dos tecidos e provoca um aumento da taxa de movimento ortodôntico, um aumento da remodelação e osteopenia transitória. O RAP é tipicamente observado em tecidos duros, mas também pode ser observado em tecidos moles.[15]

Observa-se que o movimento dentário ortodôntico após a cirurgia ortognática é rápido e é significativamente rápido durante os 4-5 meses iniciais do pós-operatório. Essa rápida movimentação dentária pós-cirúrgica é atribuída ao RAP, e é observada nos três planos, sagital, vertical e transversal. Este fenómeno pode ser controverso após um determinado período pós-operatório; no entanto, o movimento dentário pode ser acelerado durante o período pós-operatório inicial.[9]

A osteotomia estimula o metabolismo do periodonto e aumenta a renovação do osso alveolar, como ilustrado pela aceleração regional e pela ortodontia facilitada pela corticotomia. O movimento acelerado dos dentes continua durante 3-4 meses no pós-operatório, e a duração total do tratamento ortodôntico pode ser reduzida.[9]

Muitas incertezas permanecem no momento em que o paciente é enviado para a cirurgia. O uso de dispositivos de ancoragem temporários ou sistemas de ancoragem esquelética torna-se mais crucial em casos mais complicados que são tentados com a SFA. Ao utilizar os dispositivos de ancoragem temporária, muitos ortodontistas tentam ter um sistema de "back-up", que pode ser usado para ajudar na fase ortodôntica pós-cirúrgica. Estes dispositivos podem ser desde mini-implantes simples até placas de titânio que podem ser colocadas durante a cirurgia.[16]

Além disso, a cirurgia prévia pode eliminar os potenciais efeitos colaterais da descompensação ortodôntica pré-operatória, que resulta no agravamento da discrepância facial, da má oclusão e do desconforto.[9] Portanto, a SFA evita o agravamento da aparência grosseira do paciente durante o tratamento ortodôntico pré-cirúrgico.

Para os ortodontistas, o tempo para observar a cicatrização óssea pós-operatória e as alterações do segmento ósseo aumenta, proporcionando maior latitude para lidar com possíveis recidivas esqueléticas pós-operatórias.[9]

Indicações para a cirurgia Primeira abordagem:

- ✓ Dentes anteriores bem alinhados a ligeiramente apinhados
- ✓ Plano até à curva suave de Spee
- ✓ Incisivos normais a ligeiramente proclinados / retroclinados
- ✓ Discrepâncias transversais mínimas
- ✓ Casos em que a descompensação não é necessária ou é necessária uma descompensação mínima.[16]

Considerações sobre o planeamento do tratamento:

As considerações do plano de tratamento devem ser a avaliação das inclinações dos incisivos superiores para determinar o grau de descompensação desejável e, por conseguinte, a necessidade ou não de extracções de pré-molares para descompensação dos incisivos superiores; e se a impactação posterior da maxila, ao mesmo tempo que aumenta o plano oclusal, irá melhorar as inclinações dos incisivos; ou se deve ser utilizada a ancoragem esquelética após a cirurgia para distalizar os segmentos posteriores da maxila, de modo a proporcionar espaço para a verticalização dos incisivos.[18]

✓ A relação molar é considerada como o ponto de partida para a oclusão temporária.

✓ A inclinação dos incisivos é importante para determinar a necessidade de possíveis extracções. Regra geral, se os incisivos superiores estiverem excessivamente inclinados (angulação de 53 a 55 graus), deve ser feita uma extração.

✓ As linhas médias devem coincidir ou estar próximas delas com uma sobressaliência bucal bilateral correcta.

✓ A oclusão final baseada na posição atual dos dentes ajudará mais tarde no fabrico da tala e no movimento esquelético, pelo que deve existir um contacto de três pontos entre os modelos superior e inferior.[15]

<u>Protocolo de tratamento da SFOA</u>:

➢ <u>Tempo de ligação</u>:

- Chung C Yu e Villegas -1 semana antes da cirurgia ortognática
- Sugawara e Nagasaka ; E Liou et al. - Imediatamente antes da cirurgia
- Federico Hernandez -brackets 10-14 dias após a cirurgia[13]

➤ Fios do arco inicial:

- Liou et al. -não colocaram nenhum fio ortodôntico antes da cirurgia
- Sugawara e Nagasaka - preferem fios de aço inoxidável de 0,019" × 0,025" numa ranhura de 0,022[13]

- As dentições superior e inferior são coladas e ligadas, mas não são colocados arcos. Os arcos ortodônticos são colocados 1 semana a 1 mês após a cirurgia para o alinhamento, enquanto que os ossos maxilares osteotomizados são mantidos de forma estável pela fixação rígida.
- Para a cirurgia modelo, a maxila e a mandíbula são colocadas numa relação molar correcta e com uma sobremordida positiva. A relação molar pode ser estabelecida na Classe I em casos de não extração ou extração do primeiro pré-molar bimaxilar, na Classe III em casos de extração do primeiro pré-molar inferior e na Classe II em casos de extração do primeiro pré-molar superior. Uma vez estabelecida a relação molar, o overjet também deve ser determinado.
- O tratamento ortodôntico pós-cirúrgico pode ser iniciado logo após 1 semana a 1 mês de pós-operatório, aproveitando o fenómeno de aceleração da movimentação dentária ortodôntica pós-operatória. Para a manutenção da posição óssea da mandíbula durante a movimentação dentária ortodôntica, podem ser utilizados aparelhos ortopédicos, como a máscara facial ou a mentoneira para pacientes Classe III.[17]

A coordenação das larguras intercaninos e intermolares das dentições maxilar e mandibular em SFA é conseguida cirurgicamente ou pós-cirurgicamente, com as seguintes directrizes:

- Para um maxilar largo com uma discrepância transversal de mais de um molar de cada lado, podem ser coordenados cirurgicamente através de uma osteotomia LeFort I de três peças do maxilar.
- Para um maxilar largo com uma discrepância transversal de menos de um molar de cada lado, eles podem ser coordenados por movimento dentário ortodôntico pós-operatório. Isso pode ser feito estabelecendo-se a inclinação vestibular das cúspides linguais dos molares superiores ocluindo na inclinação lingual das cúspides vestibulares dos molares inferiores em ambos os lados. O overjet vestibular excessivo seria resolvido no pós-operatório pela própria força oclusal e, ortodonticamente, por um arco transpalatino constritor num curto período de tempo, devido ao RAP.

- Para uma maxila estreita, a expansão rápida do palato assistida cirurgicamente pode ser o tratamento de eleição.[18]

A maioria dos clínicos que empregam a abordagem ortognática da cirurgia-primeira seguem o conceito de três fases que consiste no **procedimento pré-operatório**, **procedimento cirúrgico** e **procedimento ortodôntico pós-operatório**.

Ao tentar esta abordagem, devem ser consideradas várias dificuldades e desvantagens. Em primeiro lugar, a oclusão das arcadas dentárias nunca pode servir de modelo para a determinação dos objectivos do tratamento. Em segundo lugar, a oclusão pós-cirúrgica é sempre instável. A estimativa do resultado é a parte mais difícil da utilização desta abordagem. Além disso, após a correção cirúrgica-primeira, os pacientes podem não estar entusiasmados em passar para a segunda fase ortodôntica, deixando um resultado que não satisfaria o importante objetivo clínico das melhores condições possíveis para a estabilidade ortodôntica.

Além disso, como o momento do tratamento cirúrgico está relacionado com o crescimento da mandíbula, os pacientes teriam um atraso na correção até que o crescimento mandibular do adolescente fosse considerado completo. Em contrapartida, a ortodontia pré-cirúrgica poderia ser realizada durante o período final de crescimento.[18] Uma boa comunicação entre o ortodontista, o cirurgião e o paciente garante um resultado bem-sucedido.

Fig. 2: Abordagem "cirurgia-primeira": fluxograma e funções.

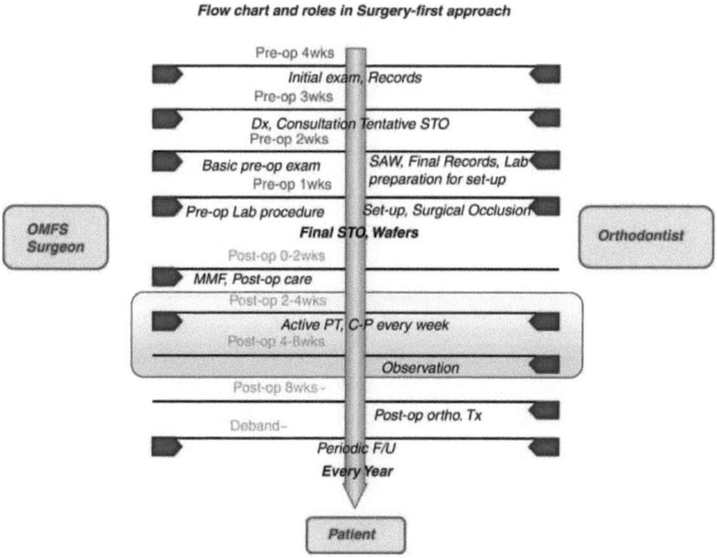

REVISÃO DA LITERATURA

- **H. Asuman Klyak, R. William Mcnelli e Roger A. West (1985)**[46] efectuaram um estudo em que uma medida padrão dos estados de humor foi aplicada a 99 pacientes cirúrgicos e 66 que tinham considerado a cirurgia, mas decidiram não a fazer. Destes, 33 estavam a fazer tratamento ortodôntico e 33 não tinham tratamento. A escala de humor e as medidas de personalidade foram aplicadas primeiro antes da cirurgia e depois durante o tratamento ortodôntico, logo após a cirurgia, na remoção da fixação e 6 meses após a cirurgia. Os inquiridos não cirúrgicos preencheram os questionários ao mesmo tempo que os inquiridos cirúrgicos. As pontuações de tensão e fadiga aumentaram significativamente entre os pacientes cirúrgicos, desde antes da cirurgia até imediatamente após a cirurgia, e caíram para os níveis pré-cirúrgicos quando a fixação foi removida. A raiva-hostilidade aumentou aquando da remoção da fixação, mas diminuiu no prazo de 5 meses. O desconforto pós-cirúrgico, a dor, a parestesia e os problemas interpessoais e de função oral foram correlacionados com o estado emocional pós-cirúrgico. Nos questionários posteriores, que corresponderam aos períodos mais tardios do tratamento ortodôntico, os pacientes que optaram pelo tratamento ortodôntico convencional relataram que tiveram maior depressão, raiva e tensão.

- **J.P. Reyneke, R.S. Bryant, R. Suuronen, e P.J. Becker (2005)**[4] 7 realizaram um estudo para comparar a estabilidade esquelética pós-operatória a longo prazo após a rotação no sentido dos ponteiros do relógio (CR) e a rotação no sentido contrário ao dos ponteiros do relógio (CCR) do MMC com a estabilidade esquelética de pacientes tratados de acordo com os princípios de planeamento do tratamento convencional. Oitenta e oito pacientes (19 homens e 69 mulheres) submetidos a cirurgia ortognática para a correção de deformidades dento-faciais foram incluídos neste estudo retrospetivo. Os pacientes foram divididos em três grupos: Grupo CT: Vinte e dois pacientes (17 do sexo feminino e 5 do sexo masculino) com uma idade média de 21,9 anos (13-48) que foram submetidos a cirurgia correctiva de acordo com os princípios de planeamento do tratamento ortognático convencional. Grupo RC: Vinte e cinco pacientes (19 do sexo feminino e 6 do sexo masculino), com idade média de 25,5 anos (14-50), submetidos à correção cirúrgica envolvendo ambos os maxilares com RC do MMC. Grupo CCR: Quarenta e um pacientes (33 do sexo feminino e 8 do sexo masculino) com idade média de 20,6 anos (13-41) que passaram por correção cirúrgica envolvendo ambos os maxilares com CCR do MMC. Os pacientes dos três grupos eram bem parecidos em termos de idade média e género. O período mínimo de acompanhamento para todos os pacientes foi de 6 meses, com um tempo médio de acompanhamento de 13,9 (6-60) meses. Verificou-se que a estabilidade esquelética pós-operatória a longo prazo do grupo de doentes (CR) e do grupo de doentes (CCR) era favorável em comparação com o grupo de doentes tratados com planeamento de tratamento convencional (CT). A estabilidade pós-operatória a longo prazo dos três grupos também se comparou bem com a estabilidade esquelética relatada na literatura após a cirurgia de maxila dupla.

Seung-Hak Baek, Hyo-Won Ahn, Yoon-Hee Kwon, e Jin-Young Choi (2010)[48] realizaram um estudo para avaliar o movimento cirúrgico e o tratamento ortodôntico pós-operatório (POT) da abordagem cirurgia-primeira para a correção da má oclusão de classe III esquelética. As amostras consistiram em 11 pacientes com má oclusão de classe III esquelética que foram submetidos a tratamento sem extração e cirurgia de 2 mandíbulas (impactação da maxila posterior por osteotomia Le Fort I, IPM; recuo da mandíbula por osteotomia sagital bilateral do ramo dividido). A pastilha foi removida 4 semanas após a cirurgia. A duração média (DP) da POT e do tratamento total foi de 8,91 (3,14) e 12,18 (3,57) meses, respetivamente. Os cefalogramas laterais foram obtidos durante o exame inicial (T0), imediatamente após a cirurgia (T1) e após a descolagem (T2). Dezasseis variáveis foram medidas. Para a análise estatística, foi realizado o teste t pareado. A maxila rodou no sentido dos ponteiros do relógio, e o ângulo nasolabial aumentou por IPM (ângulo do plano FH-palatino, ângulo do plano FH-oclusal, P G 0,01; ângulo nasolabial, P G 0,05) e manteve-se bem durante a POT. A mandíbula foi reposicionada para trás pela osteotomia sagital bilateral do ramo dividido da mandíbula (SNB, Pog-N perp, P G 0,001) e recaiu para frente durante a POT (SNB, P G 0,01; Pog-N perp, P G 0,05). O U1-SN diminuiu com o IPM (P G 0,001) e recaiu labialmente devido à mecânica de classe III durante o POT (P G 0,01); eventualmente, não foi encontrada diferença significativa entre os estágios T0 e T2. Embora a IMPA tenha aumentado com o POT, não houve diferença significativa entre os estágios T0 e T2. A mandíbula parece recair para frente imediatamente após a remoção da pastilha e antes da labioversão dos incisivos inferiores.

Yu-Chih Wang, Ellen Wen-Ching Ko, Chiung-Shing Huang, Yu-Ray Chen e Teruko Takano-Yamamoto (2010)[49] realizaram um estudo para investigar as alterações dimensionais transversais dos arcos dentários em pacientes com Classe III esquelética cirúrgica com e sem ortodontia pré-cirúrgica. Trinta e seis pacientes com Classe III esquelética foram incluídos e agrupados entre aqueles com ou sem ortodontia pré-cirúrgica. Dezoito pacientes (idade média, 22,3-3,8 anos) com ortodontia pré-cirúrgica (tempo médio de tratamento ortodôntico pré-cirúrgico, 176,3-38,3 dias) estavam no grupo ortodontia-primeiro (OF); os outros 18 pacientes (idade média, 23,3-4,2 anos) sem ortodontia pré-cirúrgica estavam no grupo cirurgia-primeiro (SF). Os cefalogramas póstero-anteriores iniciais, antes da cirurgia, imediatamente após a cirurgia e 1 ano após a cirurgia foram traçados e analisados. A alteração da inclinação dos caninos e molares foi medida para interpretar as alterações da dimensão transversal em ambas as arcadas dentárias. Foram efectuados testes t emparelhados e não emparelhados para testar as diferenças intra e intergrupos (P .05). Como resultado, as alterações dentárias nos planos transversais demonstraram uma tendência semelhante em ambos os grupos. Os caninos superiores foram inclinados para vestibular (grupo SF vs grupo OF, 1,7° vs 1,9°), os molares superiores foram inclinados para lingual (grupo SF vs grupo OF, 4,7° vs 1,0°), os caninos inferiores foram inclinados para lingual (grupo SF vs grupo OF, 2,9° vs 2,8°), e os molares inferiores foram inclinados para vestibular (grupo SF vs grupo OF, 6,1° vs 5,4°).

❖ **Yu-Fang Liao, Yu-Ting Chiu, Chiung-Shing Huang, Ellen Wen-Ching Ko e Yu-Ray Chen (2010)**[30] realizaram um estudo para investigar o efeito da ortodontia pré-cirúrgica no resultado do tratamento em termos de estética facial, oclusão, estabilidade e eficiência. Foram incluídos 33 pacientes adultos com mordida aberta de classe III esquelética, corrigida por impactação posterior Le Fort I e osteotomia sagital dividida bilateral. Os pacientes foram divididos em dois grupos: 13 receberam ortodontia pré-cirúrgica e 20 não receberam. Radiografias cefalométricas e modelos de estudo foram utilizados para avaliar o resultado do tratamento. Não houve diferenças entre os grupos na estética facial, sobremordida, ou nos escores do Peer Assessment Rating. O overjet foi maior no grupo da ortodontia não-cirúrgica do que no grupo da ortodontia pré-cirúrgica, mas ambos estavam dentro dos limites normais. Ambos os grupos tinham estabilidade maxilar e mandibular horizontal semelhantes. Embora a estabilidade vertical da mandíbula fosse pior no grupo da ortodontia não-cirúrgica do que no grupo da ortodontia pré-cirúrgica, a direção da instabilidade era favorável à correção da mordida aberta. Finalmente, foi necessário um tempo de tratamento mais longo no grupo de ortodontia pré-cirúrgica em comparação com o grupo de ortodontia não-cirúrgica.

❖ **Ellen Wen-Ching Ko, Sam Sheng-Pin Hsu, Hsin-Yi Hsieh, Yu-Chih Wang, Chiung Shing Huang e Yu Ray Chen (2011)**[50] realizaram um estudo para comparar 1) as alterações dentárias e esqueléticas progressivas, 2) a estabilidade pós-cirúrgica e 3) a eficácia do tratamento de pacientes com correção da Classe

III esquelética com e sem tratamento ortodôntico pré-cirúrgico. O estudo inclui 53 pacientes que foram submetidos a cirurgia ortognática (OGS) para correção da má oclusão esquelética de Classe III. O agrupamento dos pacientes é baseado na ortodontia pré-cirúrgica: abordagem cirúrgica-primeira (SF) (n-18) e abordagem convencional modificada (MC) (n-35). Este estudo divide o grupo MC em 2 grupos com base no facto de os pacientes terem sido submetidos a extração dentária na fase pré-cirúrgica (grupo Ext) (n 10) ou não (grupo Nxt) (n 25). As medições seriadas de filmes cefalométricos laterais identificam as alterações esqueléticas e dentárias antes do tratamento (T1), antes do OGS (T2), 1 mês após o OGS (T3) e no final do tratamento (T4). A quantidade de correção esquelética e a recidiva pós-cirúrgica, bem como a duração do tratamento, não foram diferentes nos pacientes com OGS de Classe III com ou sem tratamento ortodôntico pré-cirúrgico. O trabalho pré-cirúrgico de proclinação dos incisivos inferiores retornou a uma inclinação semelhante ao estado inicial após o término do tratamento. O resultado final dos pacientes não evidenciou diferença na inclinação dos incisivos inferiores, com ou sem ortodontia pré-cirúrgica.

Eric J. W. Liou, Po-Hsung Chen, Yu-Chih Wang, Chung-Chih Yu, C.S. Huang e Yu-Ray Chen(2011)[51] realizaram um estudo para observar os mecanismos subjacentes às alterações pós-operatórias na fisiologia e metabolismo ósseo e as correspondentes respostas no dento-alveolo, tais como as alterações na mobilidade dentária no pós-operatório de movimentação ortodôntica acelerada em pacientes submetidos a cirurgia ortognática. Vinte e dois pacientes adultos consecutivos, submetidos à cirurgia ortognática de dois maxilares, foram incluídos no estudo. Os níveis de fosfatase alcalina sérica e do telopeptídeo C-terminal do colagénio tipo I (ICTP), bem como a mobilidade dentária dos incisivos superiores e inferiores, com base no método Perio-test (Siemens AG, Bensheim, Alemanha), foram examinados no pré-operatório e 1 semana, 1 mês, 2 meses, 3 meses e 4 meses no pós-operatório. Os dados foram analisados estatisticamente. O nível de fosfatase alcalina aumentou significativamente do primeiro ao quarto mês de pós-operatório, mas não foi significativamente correlacionado com as mudanças na mobilidade dentária. A cirurgia ortognática desencadeia um período de 3 a 4 meses de maior atividade osteoclástica e alterações metabólicas no dentoalveolo pós-operatório, o que possivelmente acelera a movimentação dentária ortodôntica pós-operatória.

- **Humam Saltaji, Michael P. Major, Hussam Alfakir, Mohammed A.Q. Al-Saleh e Carlos Flores-Mir (2012)**[52] realizaram um estudo para avaliar a estabilidade esquelética a longo prazo após o avanço cirúrgico da maxila com osteotomia Le Fort I convencional em pacientes com fenda labial e palatina através de uma revisão sistemática dos dados publicados. Foram realizadas pesquisas em bases de dados electrónicas, "literatura cinzenta" e listas de referências. Os critérios de inclusão foram a estabilidade do avanço cirúrgico da maxila com osteotomia Le Fort I convencional fixada com placas e avaliada no seguimento pós-tratamento com 1 ano ou mais de pós-operatório em pacientes com fissura labial e/ou palatina. Os relatórios completos foram recuperados de resumos ou títulos que pareciam cumprir os critérios de inclusão ou que não tinham detalhes suficientes para exclusão imediata. Uma vez recolhidos os relatórios completos, estes foram novamente revistos, considerando critérios de inclusão mais detalhados para uma decisão final de seleção. Um total de 25 resumos/títulos satisfazia os critérios de pesquisa iniciais, tendo sido finalmente seleccionados 10 estudos. A pontuação geral da qualidade metodológica foi alta para apenas 1 ensaio clínico randomizado. Após o avanço maxilar com Le Fort I em pacientes com fissura labiopalatina, a recidiva horizontal a longo prazo no ponto A foi de 20% a 30% em 4 estudos e de 30% a 40% em 3 estudos. Para além disso, a recidiva vertical foi superior a 50% em 4 estudos. O estudo considerado de alta qualidade registou uma taxa de recidiva horizontal de 37% e uma taxa de recidiva vertical de 65% no ponto A.

- **Ellen Wen-Ching Ko, Shao Cheng Lin, Yu Ray Chen e Chiung Shing Huang (2013)**[53] realizaram um estudo para identificar os parâmetros relacionados com a estabilidade esquelética após a cirurgia ortognática na má oclusão de Classe III esquelética, utilizando uma abordagem cirurgia-primeira, e para analisar os factores correlacionados com a recidiva cirúrgica. Quarenta e cinco pacientes consecutivos foram incluídos. Radiografias cefalométricas seriadas foram traçadas e sobrepostas para investigar a estabilidade cirúrgica no exame inicial, 1 semana de pós-operatório e após a descolagem ortodôntica (12,22 meses após a cirurgia). O agrupamento dos pacientes foi baseado na quantidade de recidiva horizontal no ponto mais interno do contorno da mandíbula entre o dente incisivo e o mento ósseo, o ponto B (grupo menos estável, n = 15; grupo altamente estável, n = 18). Parâmetros como variáveis esqueléticas e dentárias pré-cirúrgicas, quantidade de recuo cirúrgico e duração total do tratamento foram comparados entre os grupos e analisados quanto à correlação com a estabilidade cirúrgica. A quantidade de recuo cirúrgico, a sobremordida (valores positivos), o overjet e a profundidade da curva de Spee apresentaram correlações estatisticamente significativas com a quantidade de recidiva. A recidiva esquelética da mandíbula aumentou significativamente com o aumento da sobremordida.

Chin-Soo Kim, Sang-Chang Lee, Hee-Moon Kyung, Hyo-Sang Park, e Tae-Geon Kwon(2013)[54] realizaram um estudo para comparar a estabilidade após a cirurgia de recuo mandibular em pacientes com má oclusão Classe III esquelética com e sem ortodontia pré-cirúrgica. Este estudo de coorte retrospetivo incluiu 61 pacientes consecutivos com má oclusão esquelética de Classe III que foram submetidos apenas a cirurgia mandibular. Os pacientes tratados com a primeira abordagem cirúrgica sem ortodontia pré-cirúrgica (grupo SF) foram comparados com um grupo de controlo (cirurgia convencional com ortodontia pré-cirúrgica; grupo CS) utilizando telerradiografias laterais tiradas no pré-operatório, no pós-operatório imediato e no momento da descolagem. As variáveis preditoras (grupo e momento), as variáveis de resultado (medidas cefalométricas ao longo do tempo) e outras variáveis, como as características basais, foram avaliadas para determinar a diferença na estabilidade das posições mandibulares, como o ponto B. O recuo médio da mandíbula no ponto B foi semelhante (grupo CS, 8,7 mm;

Grupo SF, 9,1 mm; diferença, P > 0,05), mas a recidiva horizontal no grupo SF (2,4 mm) foi significativamente maior do que no grupo CS (1,6 mm; P < 0,05). Os pacientes com uma recidiva horizontal maior que 3 mm representaram 39,1% do grupo SF em comparação com 15,8% do grupo SC (P < 0,05).

Heon-Mook Park, Yang-Ku Lee, Jin-Young Choi, e Seung-Hak Baek (2013)[55] realizaram um estudo para investigar as diferenças na quantidade e no padrão da alteração da inclinação do incisivo superior (MXI) em pacientes esqueléticos de Classe III tratados com extração dos primeiros pré-molares superiores (MXP1) e cirurgia de duas mandíbulas (TJS) entre a cirurgia ortognática convencional (COS) e a abordagem da cirurgia-primeira (SFA). O estudo incluiu 60 pacientes Classe III esquelética que apresentavam posição maxilar normal, mandíbula prognata e apinhamento leve na arcada maxilar (#4mm). Os pacientes foram divididos em grupo 1 (COS, n 5 36) e grupo 2 (SFA, n 5 24). Foram realizadas telerradiografias em norma lateral antes do tratamento (T0), 1 mês antes da cirurgia (T1), 1 mês após a cirurgia (T2) e após a descolagem (T3) para os pacientes COS e em T0, T2 e T3 para os pacientes SFA. Após a mensuração das variáveis esqueleto-dentárias, foram realizadas análises estatísticas. Como resultado, durante T0-T2, a quantidade de mudança de inclinação do MXI (DU1-SN) no grupo 1 foi significativamente maior do que no grupo 2 (212,8u vs 24,4u; P, .001). Durante T2-T3, a DU1-SN nos grupos 1 e 2 ocorreu em direcções opostas (3,8u vs 25,9u; P, .001). No entanto, a quantidade total de DU1-SN durante T0-T3 não foi diferente entre os grupos 1 e 2 (29,0u vs 210,3u). Em T3, os valores de U1-SN para os grupos 1 e 2, respetivamente, aproximaram-se do normal de acordo com os valores da taxa de normalidade (todos 83%), rácio de percentagem relativa (102,4% e 100,1%) e rácio de realização (77,7% e 97,8%).

- **Byungju Joh, Mohamed Bayome, Jae Hyun Park, Je Uk Park, Yoonji Kim e Yoon-Ah Kook (2013)**[56] realizaram um estudo para comparar as alterações nos tecidos duros e moles e a eficácia do tratamento da cirurgia de 2 maxilares combinada com o tratamento sem extração para a má oclusão esquelética de Classe III em pacientes que receberam ortodontia pré-cirúrgica mínima (MPO) versus aqueles que receberam ortodontia pré-cirúrgica convencional (CPO). Trinta e dois pacientes (16 em cada grupo) com má oclusão de Classe III esquelética que foram submetidos a 2 cirurgias maxilares foram incluídos no estudo. Foram traçados filmes cefalométricos laterais seriados em 4 fases: antes do tratamento (T0), antes da cirurgia (T1), 1 mês após a cirurgia (T2), e na descolagem (T3). As medidas cefalométricas e a duração do tratamento foram comparadas usando um teste t independente e o teste U de Mann-Whitney. Após a fase de tratamento pré-cirúrgico, o ângulo entre o eixo do incisivo inferior e o plano mandibular, o overjet e o pogonion do tecido mole em relação à linha de referência vertical apresentaram maiores alterações ($P < 0,01$) no grupo CPO, enquanto o pogonion em relação à linha de referência horizontal apresentou maiores alterações ($P < 0,05$) no grupo MPO. Na fase pós-cirúrgica (T2 a T3), não houve diferenças significativas entre os dois grupos. A duração total do tratamento foi significativamente mais curta no grupo MPO.

❖ **Max J. Zinser, Hermann F. Sailer, Lutz Ritter, Bert Braumann, Marc Maegele e Joachim E. Zoller (2013)**[57] realizaram um estudo para comparar a versatilidade e a precisão de talas cirúrgicas inovadoras concebidas e fabricadas com auxílio de computador (CAD/CAM), navegação intraoperatória e talas oclusais intermaxilares "clássicas" para a transferência cirúrgica do planeamento ortognático virtual. Os protocolos consistiram em imagiologia maxilofacial, diagnóstico, planeamento ortognático virtual e transferência do planeamento cirúrgico utilizando talas CAD/CAM recentemente concebidas (abordagem A), navegação (abordagem B) e talas oclusais intermaxilares (abordagem C). Neste estudo prospetivo observacional, todos os pacientes foram submetidos a osteotomia bimaxilar. Oito pacientes foram tratados com a abordagem A, 10 com a abordagem B e 12 com a abordagem C. Estas técnicas foram avaliadas através da aplicação de 13 parâmetros de tecidos duros e 7 de tecidos moles para comparar o planeamento ortognático virtual (T0) com o resultado pós-operatório (T1) utilizando cefalometria 3D e fusão de imagens (DT1 vs T0). A precisão mais elevada (DT1 vs T0) para a transferência do planeamento maxilar foi observada com os splints CAD/CAM (0,05), seguida da navegação cirúrgica "waferless" (< 0,05) e dos splints oclusais intermaxilares clássicos (< 0,05). Apenas os inovadores splints CAD/CAM mantiveram os côndilos na sua posição central na articulação temporomandibular. No entanto, nenhuma técnica permite uma previsão exacta da mandíbula e dos tecidos moles.

Federico Hernandez-Alfaro, Raquel Guijarro-Martinez e Mana A. Peiro-

Guijarro (2014)[58] realizaram um estudo com 45 pacientes tratados com uma abordagem SF. Os casos selecionados apresentavam más oclusões esqueléticas simétricas, sem necessidade de extrações ou expansão palatina rápida assistida cirurgicamente. Problemas periodontais ou de articulação temporomandibular e tratamento por um ortodontista sem experiência em cirurgia ortognática foram considerados critérios de exclusão. O planeamento virtual do tratamento incluiu uma configuração ortodôntica tridimensional. As osteotomias ortognáticas standard foram seguidas de corticotomias interdentárias vestibulares para amplificar o fenómeno de aceleração regional. Foram colocados mini-implantes para estabilização esquelética pós-operatória. O tratamento ortodôntico foi iniciado 2 semanas após a cirurgia. Os arcos foram trocados a cada 2 a 3 semanas. No seguimento de 12 meses, a satisfação do paciente e a satisfação do ortodontista foram avaliadas numa escala visual analógica de 1 a 10. A abordagem SF encurta significativamente o tempo total de tratamento e é muito bem avaliada pelos pacientes e ortodontistas. No entanto, é obrigatória uma seleção cuidadosa dos pacientes, um planeamento preciso do tratamento e um feedback bidirecional fluente entre o cirurgião e o ortodontista.

Jun-Young Kim, Hwi-Dong Jung, Sang Yoon Kim, Hyung-Sik Park e Young-Soo Jung (2014)[59] realizaram um estudo para avaliar a estabilidade pós-operatória da primeira abordagem cirúrgica utilizando a osteotomia intraoral vertical do ramo (IVRO). Estudámos retrospetivamente uma amostra derivada dos pacientes que foram tratados pela abordagem de cirurgia-primeira utilizando uma osteotomia LeFort I e IVRO para correção da deformidade dentofacial de classe III de 2008 a 2012. Foram realizados cefalogramas laterais no pré-operatório e no pós-operatório de 2 dias, 6 meses e 12 meses, e analisadas as variáveis esqueléticas e dentárias nos diferentes momentos. A amostra do estudo foi composta por 37 indivíduos, com idade média (DP) de 23 (4) anos. A média (DP) da duração total do tratamento, incluindo a ortodontia pós-operatória, foi de 14 (6) meses, e a movimentação cirúrgica do ponto A da maxila foi de 0,75 (1,3)mm para anterior e 0,21 (1,79)mm para superior. A alteração cirúrgica na posição do primeiro molar superior foi de 1,01 (1,57)mm superiormente. O movimento médio (DP) da mandíbula foi de 11,15 (5,4) mm posteriormente no pogônio e 1,02 (1,79) mm inferiormente no mento. Não houve alterações significativas nas variáveis esqueléticas da maxila durante o primeiro ano de pós-operatório. A recidiva cirúrgica da mandíbula no pogônio foi de 0,63 (2,31) mm anteriormente (p = 0,01), porém a recidiva no sentido superior no mentoniano foi de 2,86 (1,39) mm com significância estatística (p = 0,01). A duração total do tratamento ortodôntico com a cirurgia-first foi cerca de 5 meses mais curta do que o tratamento ortodôntico convencional pré e pós-operatório. A abordagem surgery-first usando IVRO é eficaz e previsível e encurta a duração total do tratamento. O recuo anterior da mandíbula foi inferior a 1 mm, e o aumento do recuo superior pode ser compensado com um planeamento pré-operatório adequado para proporcionar um resultado fiável.

- **Chin-Soo Kim, DDS, Sang-Chang Lee, Hee-Moon Kyung, Hyo-Sang Park e Tae-Geon Kwon (2014)**[60] realizaram um estudo para comparar a estabilidade após a cirurgia de recuo mandibular em pacientes com má oclusão esquelética de Classe III com e sem ortodontia pré-cirúrgica. Este estudo de coorte retrospetivo incluiu pacientes consecutivos com má oclusão esquelética de Classe III que foram submetidos apenas à cirurgia mandibular. Os pacientes tratados com a abordagem "surgery-first" sem ortodontia pré-cirúrgica (grupo SF) foram comparados com um grupo de controlo (cirurgia convencional com ortodontia pré-cirúrgica; grupo CS) usando telerradiografias laterais tiradas no pré-operatório, no pós-operatório imediato e no momento da descolagem. As variáveis preditoras (grupo e momento), as variáveis de resultado (medidas cefalométricas ao longo do tempo) e outras variáveis, como as características basais, foram avaliadas para determinar a diferença na estabilidade das posições mandibulares, como o ponto B. Sessenta e um pacientes foram incluídos nesse estudo (grupo CS, n = 38; grupo SF, n = 23). As variáveis demográficas basais foram semelhantes nos dois grupos, exceto pelo período de tratamento ortodôntico. O recuo médio da mandíbula no ponto B foi semelhante (grupo CS, 8,7 mm; grupo SF, 9,1 mm; diferença, $P > 0,05$), mas a recidiva horizontal no grupo SF (2,4 mm) foi significativamente maior do que no grupo CS (1,6 mm; $P < 0,05$). Os pacientes com uma recidiva horizontal maior que 3 mm representaram 39,1% do grupo SF em comparação com 15,8% do grupo SC ($P < 0,05$).

❖ **Jong Woo Choi, Jang Yeol Lee, Sung Joon Yang, e Kyung Suk Koh (2015)**[61] realizaram um estudo para investigar os resultados da intervenção em 24 abordagens padrão e 32 abordagens de cirurgia inicial para pacientes com deformidade dentofacial de classe III esquelética. Os pacientes foram submetidos a cirurgia ortognática entre dezembro de 2007 e julho de 2010. Na primeira abordagem cirúrgica, foi criado um modelo dentário e foi efectuada uma nova simulação ortodôntica pré-operatória do tratamento ortodôntico pré-cirúrgico padrão para determinar a oclusão final entre a maxila e a mandíbula. As alterações nos pontos cefalométricos foram comparadas entre os grupos padrão e cirurgia-primeira nos períodos pré-operatório, pós-operatório imediato e pós-operatório. A análise estatística mostrou que as alterações nos pontos cefalométricos esqueléticos foram semelhantes entre os grupos cirurgia-primeira e abordagem padrão, de acordo com cada período. Entretanto, os pontos cefalométricos referentes ao componente dentário apresentaram alterações entre os grupos de tratamento em diferentes momentos, mas valores finais semelhantes.

Flavio Uribe, Sara Adabi, Nandakumar Janakiraman, Veerasathpurush Allareddy, Derek Steinbacher, David Shafer, e Carlos Villegas (2015)[62] realizaram um estudo para avaliar a duração do tratamento e o número de consultas em cirurgia ortognática usando a abordagem surgery-first (SFA) e para avaliar os fatores associados a esses resultados. Foi uma revisão retrospetiva de prontuários de pacientes tratados consecutivamente com SFA em uma clínica universitária e em um consultório particular. Foram avaliados a duração do tratamento, o número de consultas e os factores associados a esta duração, tais como os dados demográficos dos doentes, o tipo de cirurgia, a utilização de planeamento 3D e o centro de tratamento, entre outros. Foram utilizados modelos de regressão linear multivariável para examinar a associação simultânea entre todas as variáveis preditoras e os resultados. A duração mediana do tratamento para pacientes submetidos a SFA foi de 9,6 meses [6,1 (percentil 25%); 13,4 (percentil 75%)] com um número mediano de 13,8 consultas [9 (percentil 25%); 17 (percentil 75%)]. A expansão transversal da maxila foi associada a uma maior duração do tratamento e ao número de consultas. Houve também uma diferença significativa no número de consultas entre os dois centros de tratamento.

- **Shengbin Huang , Weiting Chen, Zhenyu Ni, e Yu Zhou(2016)**[63] realizaram um estudo para avaliar as alterações na qualidade de vida e satisfação após a cirurgia ortognática num único ensaio. O objetivo deste estudo foi avaliar as alterações na qualidade de vida relacionada com a saúde oral e a satisfação entre a cirurgia ortognática de primeira cirurgia e a cirurgia ortodôntica de primeira cirurgia. Cinquenta pacientes adultos chineses ortognáticos completaram dois questionários: o questionário Dental Impact on Daily Living para avaliar a sua satisfação e o Oral Health Impact Profile de 14 itens para avaliar a qualidade de vida do paciente. Os indivíduos completaram seis conjuntos de entrevistas e avaliações clínicas antes do tratamento; 1 mês após a cirurgia (primeira cirurgia); 6 meses após o tratamento; 12 meses após o tratamento; e 18 meses após o tratamento; o tratamento concluído. O período ortodôntico pré e pós-cirúrgico também foi registado. A qualidade de vida melhorou significativamente quando o tratamento foi terminado e as quantidades de mudança não mostraram qualquer diferença significativa em cada domínio e a

1, 6, 12 meses após a cirurgia ortognática entre os dois grupos. No entanto, no grupo ortodontic-first, a qualidade de vida deteriorou-se antes da cirurgia ortognática. No grupo cirurgia-primeira, a qualidade de vida foi imediatamente melhorada, o que levou a uma melhor satisfação.

- **Young-Wook Kwon, Mohamed Bayome, e Je Uk Park (2016)**[64] realizaram um estudo para avaliar a estabilidade da osteotomia do ramo dividido sagital bilateral (BSSO) com fixação interna rígida numa abordagem de cirurgia-primeira (SFA) para pacientes com má oclusão esquelética de Classe III Q3. Vinte e sete pacientes consecutivos com má oclusão esquelética de Classe III tratados com BSSO com a SFA foram incluídos no estudo. Foram tirados e traçados cefalogramas laterais antes da cirurgia e 1 e 6 meses após a cirurgia. As medidas cefalométricas foram comparadas através da análise de variância de medidas repetidas. Um valor de P menor ou igual a 0,05 foi considerado significativo. O estudo incluiu 9 homens (idade, 25,7 2,9 anos) e 18 mulheres (idade, 26,6 4,2 anos). O tempo de tratamento foi de 8,4 1,5 meses. Horizontalmente, não se registaram alterações anteroposteriores significativas do pogónio e do ponto B durante o período pós-cirúrgico (0,9 e 0,6 mm, respetivamente). Verticalmente, o pogónio apresentou um movimento superior após a cirurgia (2,4 mm) sem grandes alterações pós-cirúrgicas (0,6 mm). O ponto B apresentou movimento superior importante após a cirurgia (2,3mm) e durante o período pós-cirúrgico (1,2mm). A inclinação do incisivo inferior foi aumentada labialmente durante o período pós-cirúrgico (2,4), embora isso não tenha sido estatisticamente importante.

Georgina Cartwright, Natasha S. Wright, Joyti Vasuvadev, Sarah Akram, Christoph Huppa, Nigel S. Matthews, Martyn Sherriff, e Martyn T. Cobourne (2016)[65] conduziu um estudo de coorte observacional retrospetivo para avaliar a eficácia do tratamento combinado ortodôntico-cirúrgico ortognático num Instituto Dentário Universitário do Reino Unido. Os pacientes foram identificados a partir de uma base de dados mantida prospectivamente ao longo de 5 anos de observação. Os dados demográficos e clínicos incluíram a idade, a má oclusão, o Índice de Necessidade de Tratamento, o Índice de Necessidade de Tratamento Funcional Ortognático, o ortodontista, o cirurgião, o procedimento cirúrgico e o tempo de tratamento. As pontuações do Peer Assessment Rating (PAR) foram geradas a partir de moldes de estudo dentário pré e pós-tratamento por um único examinador calibrado. Cento e sessenta e dois indivíduos iniciaram o tratamento durante o período de observação, 92 completaram, 14 optaram por interromper antes da cirurgia e 56 permaneceram em tratamento. Os dados dos resultados estavam disponíveis para 73, 16 homens e 57 mulheres (idade média de 23,28 [DP, 7,92] anos). Nessa amostra, 33 (45,2%) apresentavam má oclusão de classe II divisão 1, 6 (8,2%) de classe II divisão 2 e 34 (46,6%) de classe III. A cirurgia isolada da maxila e da mandíbula foi realizada em 3 (4,1%) e 24 casos (32,8%), respetivamente; a cirurgia bimaxilar foi realizada em 46 (63,1%). O tempo médio total de tratamento com aparelhos fixos foi de 920,28 dias (30,7 meses). A média do escore PAR pré-tratamento foi de 39,09 [DP, 9,42] e pós-tratamento de 5,86 [DP, 4,25], com uma média de 83,7% de redução do escore PAR, representando uma grande melhora no resultado oclusal. O teste de Kruskal-Wallis não encontrou evidências de qualquer relação entre as variáveis independentes e a percentagem de redução do PAR; no entanto, a identidade do cirurgião influenciou significativamente a duração do tratamento (P = 0,007).

- **Fawaz L. Almutairi, Samantha J. Hodges, e Nigel P. Hunt (2016)**[66] realizaram um estudo de coorte longitudinal retrospetivo para investigar o resultado do tratamento em termos de características de má oclusão e as alterações na oclusão de pacientes submetidos a tratamento ortodôntico/ortognático usando o Peer Assessment Rating (PAR) e o Index of Complexity, Outcome and Need (ICON) e para testar a aplicação do Index of Orthognathic Functional Treatment Need (IOFTN) nesta amostra como uma medida da necessidade de pré-tratamento ortognático. Os modelos de estudo de uma amostra de 100 pacientes ortodônticos/ortognáticos que foram tratados no Eastman Dental Hospital foram medidos utilizando o índice PAR e o ICON em três fases: pré-tratamento, pré-cirurgia e na descolagem. A necessidade de tratamento foi avaliada através da medição do IOTN e do IOFTN utilizando modelos de estudo iniciais. Como resultado, 99% da amostra apresentou uma melhoria na pontuação PAR, sendo que 82% da amostra registou uma grande melhoria. O ICON mostrou que 95% da amostra registou uma melhoria de diferentes graus e 5% não melhorou ou piorou. O IOFTN qualificou 97% dos pacientes para tratamento ortognático quando usado retrospetivamente na amostra, enquanto o DHC do IOTN qualificou toda a amostra para tratamento ortodôntico.

- **Sandro Pelo, Giulio Gasparini, Umberto Garagiola, Massimo Cordaro, Francesco Di Nardo,d Edoardo Staderini, Romeo Patini, Paolo de Angelis, Giuseppe D'Amato, Gianmarco Saponaro e Alessandro Moro(2016)**[67] realizaram um estudo com o objetivo de investigar e avaliar as diferenças detectadas pelos pacientes entre a abordagem ortognática tradicional e a abordagem cirúrgica em termos de nível de satisfação e qualidade de vida. Um total de 30 pacientes submetidos a cirurgia ortognática para correção de más oclusões foram seleccionados e incluídos neste estudo. Quinze pacientes foram tratados com a abordagem da cirurgia ortognática convencional e 15 pacientes com a abordagem da cirurgia- primeira. As variáveis foram avaliadas através do questionário Orthognathic Quality of Life Questionnaire e do questionário Oral Health Impact Profile e analisadas através de uma análise de variância de medidas repetidas de 2 vias. Os resultados mostraram diferenças significativas em termos de pontuação do Orthognathic Quality of Life Questionnaire (P \0,001) e do Oral Health Impact Profile (P \0,001) dentro dos grupos entre a primeira e a última administração de ambos os questionários. As diferenças no grupo de controlo entre a primeira e a segunda administração também foram significativas. As pontuações do questionário mostraram um aumento imediato da qualidade de vida após a cirurgia no grupo da cirurgia-primeira e um agravamento inicial durante o tratamento ortodôntico no grupo da abordagem tradicional, seguido de uma melhoria pós-operatória.

❖ **Daniela Feu, Branca Heloisa de Oliveira, Nathalia Barbosa Palomares, Roger Keller Celeste e Jose Augusto Mendes Miguel (2017)[68]** realizaram um estudo para comparar os efeitos da abordagem surgery-first com a cirurgia ortognática convencional de 2 mandíbulas na qualidade de vida relacionada à saúde bucal (QVRSB) de pacientes com Classe III esquelética, na qualidade do resultado ortodôntico e na duração média do tratamento. A amostra consistiu em 16 pacientes com má oclusão esquelética severa de Classe III, que necessitavam de cirurgia ortognática de dois maxilares: 8 foram tratados com a abordagem cirurgia-primeira e 8 foram tratados com a abordagem ortodôntico-cirúrgica tradicional. A QVRSB foi avaliada através do Orthognathic Quality of Life Questionnaire (OQLQ) e do Oral Health Impact Profile - versão curta (OHIP-14). A gravidade da má oclusão e a auto-perceção estética foram avaliadas com o Índice de Necessidade de Tratamento Ortodôntico. O estado de saúde dentária foi determinado utilizando o Índice de Dentes Cariados, Perdidos e Obturados. Os testes foram repetidos em 7 momentos: baseline, 1 mês após a colocação do aparelho, e 3 meses, 6 meses, 1 ano e 2 anos após o início do tratamento; e para ambos os grupos, houve também uma fase de avaliação após a cirurgia ortognática. Após 2 anos, o grupo cirurgia-primeira mostrou uma diminuição significativa na gravidade da má oclusão (P \0,001) e teve reduções significativas nos escores OQLQ (P \0,001) e OHIP-14 (P \0,001). Essas mudanças começaram após a cirurgia ortognática e foram progressivas ao longo dos períodos de avaliação. No grupo da abordagem cirúrgica ortodôntica tradicional, após 2 anos de acompanhamento, todos os pacientes ainda se encontravam na fase de preparo ortodôntico pré-operatório, e a severidade da má oclusão aumentou significativamente, resultando em uma piora não estatisticamente significativa da QVRSB (OHIP-14, P 5 0,89; OQLQ, P 5 0,11).

Yu-Fang Liao e Shu Hsien Lo (2018)[69] realizaram um estudo para estabelecer diretrizes para a configuração da oclusão cirúrgica da cirurgia ortognática de primeira cirurgia e avaliar as características e a precisão resultantes. Pacientes com Classe III esquelética (N=53) foram submetidos a osteotomia Le Fort I e osteotomia sagital dividida bilateral. Os modelos de estudo antes da cirurgia ortognática foram definidos de acordo com as directrizes. A oclusão foi medida e a simulação cirúrgica assistida por computador foi utilizada para avaliar as características e a precisão da oclusão cirúrgica. A idade média dos participantes foi de 25±6 anos, sendo 24 do sexo masculino e 29 do sexo feminino. A oclusão foi definida como sobressaliência positiva (4,4 ± 2,0mm) e sobremordida (1,4 ± 1,8mm), relação molar de Classe II ou I, mordida cruzada posterior (sobressaliência: 4,9 ± 2,0mm e 4,4 ± 1,9mm, respetivamente para os segundos molares direito e esquerdo) e mordida aberta (sobremordida: -2,0 ± 1,6mm e -1,9 ± 1,3mm, respetivamente para os segundos molares direito e esquerdo). A relação e a simetria normais da mandíbula foram observadas após a cirurgia virtual. Nenhum dos pacientes necessitou de uma nova configuração oclusal.

Mudasir Anwar, Philip C.M. Benington, Toby J. Gillgrass e Ashraf F. Ayoub

(2022)[70] realizaram um estudo de coorte retrospetivo de registos de casos para vinte SFA consecutivos e 23 OFA consecutivos, casos com más oclusões de classe III, tratados apenas com osteotomia maxilar Le Fort I. Os modelos de estudo pré e pós-tratamento foram avaliados utilizando o Peer Assessment Rating (PAR). Foram encontradas diferenças significativas ($p<0,001$) entre as medianas da duração do tratamento ativo (10,2 meses para o SFA e 32,5 meses para o OFA) e do número de consultas (14 para o SFA e 24 para o OFA). A mediana das reduções absolutas de RAP foi de 40 para o SFA e 39 para o OFA. Não houve diferença significativa entre os grupos em relação à qualidade da correção oclusal. A duração do tratamento para o grupo SFA foi significativamente mais curta do que para o grupo OFA, com menos consultas em ambulatório. A qualidade do resultado oclusal para ambos os grupos SFA e OFA foi satisfatória e comparável.

HISTÓRIA E EVOLUÇÃO

A origem da cirurgia ortognática, que na altura se limitava à cirurgia mandibular, foi nos Estados Unidos da América. A primeira operação para a correção da má oclusão foi a **de Hullihen**[3] 4, realizada em 1849. Ele, como a maioria dos cirurgiões que operavam os ossos maxilares e que realizavam uma variedade notável de procedimentos operatórios, era um cirurgião geral, mas também tinha formação dentária.[19] Em 1959, **Skaggs**[35] levantou a questão do tempo cirúrgico em relação ao tratamento ortodôntico e sugeriu que a cirurgia deveria preceder o tratamento ortodôntico se uma relação satisfatória entre as arcadas pudesse ser alcançada cirurgicamente.[8]

Louis, onde trabalharam juntos o ortodontista **Edward Angle**[36] (1898) e o cirurgião **Vilray Blair**[37] (1906). Ambos estiveram envolvidos na primeira osteotomia descrita do ramo horizontal para a correção de um caso de prognatismo mandibular, que foi relatado na literatura por Whipple (1898). Blair foi a figura dominante no início da cirurgia ortognática. Blair enfatizou a importância de considerar as diferenças raciais também no planeamento do tratamento, para alcançar uma face harmoniosa. Foi também o primeiro a dividir as deformidades dos maxilares em cinco classes: prognatismo mandibular, retrognatismo mandibular, protrusão alveolar mandibular e maxilar, e mordida aberta. Defendeu várias operações para a cirurgia correctiva dos maxilares, a osteotomia do corpo mandibular, a osteotomia horizontal do ramo e a osteotomia em forma de V para o encerramento da mordida aberta.[19]

Olhando para trás, para os anos 60, quando as técnicas de cirurgia ortognática mandibular e maxilar ainda estavam a evoluir a partir dos trabalhos de **Obwegeser** e **Trauner**[38] . Obwegeser iniciou a cirurgia maxilar em 1960. Foi o primeiro a apresentar uma grande série de osteotomias Le Fort I (Obwegeser, 1969), no início em pacientes não fissurados, mas pouco tempo depois também em pacientes fissurados. Nessa altura, os cirurgiões realizavam frequentemente os procedimentos antes do tratamento ortodôntico ou muito depois da conclusão do tratamento ortodôntico, e raramente algum cirurgião dependia de um ortodontista para mover os dentes para uma determinada relação antes de realizar a cirurgia.[13]

Outro progresso importante na cirurgia ortognática foi a "cirurgia de duas mandíbulas", que representa a mobilização simultânea de toda a maxila e mandíbula. **Kole**[3] 9 já tinha introduzido a cirurgia alveolar bimaxilar em 1959. Obwegeser publicou a sua experiência em 1970, sendo o primeiro a efetuar osteotomias totais da maxila e da mandíbula. Isto foi em 1970, quando a osteotomia Le Fort I já era um "procedimento de rotina" em Zurique. Já nessa altura, Obwegeser aludia às principais vantagens deste procedimento cirúrgico bastante extenso: menos recidivas devido a uma melhor estabilidade esquelética e uma melhoria estética importante devido à harmonização das estruturas ósseas faciais.[19]

Poulton et al.4[0] 1963 relataram alguns casos de crescimento mandibular excessivo (prognatismo mandibular) que foram tratados cirurgicamente sem qualquer ortodontia pré-cirúrgica. Nesse processo, os autores observaram que a relação de overjet entre os dentes anteriores superiores e inferiores limitava a quantidade de recuo mandibular, comprometendo, assim, o resultado geral do tratamento. Concluíram que o alinhamento adequado dos dentes nas arcadas superior e inferior é um pré-requisito para a obtenção de um recuo mandibular adequado. Essa proposta quase abriu caminho para o conceito de "ortodontia em primeiro lugar" para a correção das deformidades dentofaciais.[13]

Worms et al.4[1] na década de 1970 popularizaram o conceito de "ortodontia primeiro" para todas as cirurgias ortognáticas, o que levou à divisão do tratamento ortodôntico em duas fases: a fase ortodôntica pré-cirúrgica e a fase ortodôntica pós-cirúrgica, com uma fase cirúrgica intermediária.[13]

Em 1977, quando a abordagem ortodôntica-primeira mostrou popularidade, **Epker e Fish**[42] sugeriram que, para o reposicionamento cirúrgico de segmentos esqueléticos e/ou dento-ósseos, o procedimento cirúrgico deveria ser realizado antes do tratamento ortodôntico. O conceito "Construa a casa e depois mova a mobília", popularizado por **Behrman e Behrman**[43] em 1988, afirmou que a posição normalizada da mandíbula normalizará o tecido mole circundante, auxiliando na movimentação dentária pós-operatória e reduzindo o tempo de tratamento. **Frost**[44] observou ainda essa RAP em osso longo em 1989, e **Wilcko et al.**[4] 5 descreveram observações semelhantes em osso facial membranoso em 2001 e 2003. **Liou et al.**[1] 7 levantaram a hipótese de que o fenômeno da movimentação dentária ortodôntica acelerada no pós-operatório poderia estar relacionado ao aumento da atividade osteoclástica e às alterações metabólicas no dento-alveolar causadas pela cirurgia ortognática.[21]

Mais tarde, a abordagem "cirurgia-primeira" foi proposta por **Nagasaka et al.**[31] em 2003 na Universidade de Tohoku em Sendai, Japão, para doentes com deformidade esquelética. Esta abordagem tem duas vantagens significativas: correção imediata das deformidades dos tecidos moles e redução do tempo de tratamento.[21]

DIAGNÓSTICO E PLANEAMENTO EM CIRURGIA ORTOGNÁTICA

A avaliação do doente ortognático deve ser efectuada de forma sistemática para garantir a elaboração de um quadro completo da dismorfologia dentofacial apresentada.[3]

Fig. 3: Procedimentos de diagnóstico para cirurgia ortognática.

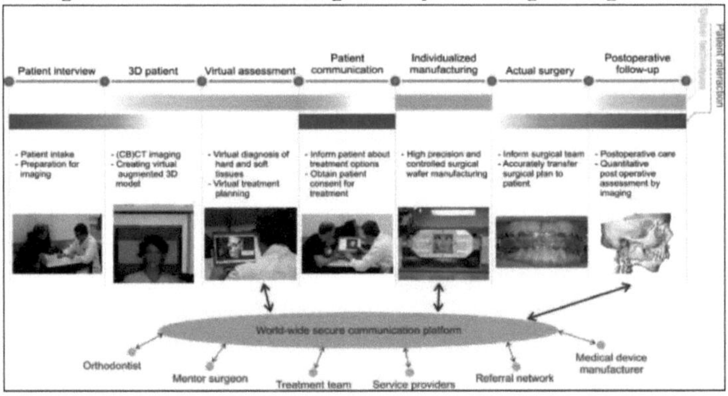

Avaliação geral:

PREOCUPAÇÕES DOS PACIENTES - Em geral, as preocupações dos pacientes dividem-se nas seguintes categorias:

- Problemas funcionais:
  - Dificuldade em morder e mastigar.
  - Disfunção da articulação temporo-mandibular.
  - Dificuldades de fala.
  - Desconforto devido à má oclusão:

- o Traumatismo dos tecidos moles palatinos ou gengivais (por exemplo, sobremordida profunda).
- o Traumatismo dentário (por exemplo, contacto dentário limitado).

> Problemas estéticos:

- Aspeto facial.
- Aspeto dentário.
- Exposição gengival.

HISTÓRIA MÉDICA, DENTAL E SOCIAL - Tal como acontece com qualquer doente cirúrgico ou dentário, deve ser feita uma história médica completa antes do exame clínico. É importante estabelecer o nível de motivação dentária do doente e assegurar que este terá o apoio contínuo de um Médico Dentista Geral durante todo o tratamento. A história social do doente deve incluir, pelo menos, perguntas sobre a sua situação familiar, tabagismo e consumo de álcool. É igualmente importante conhecer qualquer historial de problemas de saúde mental. Se o psicólogo puder estar presente na clínica quando o paciente está a ser examinado, isso é valioso para ajudar o paciente a expressar as suas preocupações e os médicos a compreendê-las.[3]

HISTÓRIA DE DISMORFOLOGIA DENTO-FACIAL - deve ser recolhida UMA história do doente relativamente ao desenvolvimento dos seus problemas dento-faciais. Esta deve incluir o seguinte:

1) Anomalias congénitas (por exemplo, anomalias de crescimento, hipoplasia ou agenesia condilar, microssomia hemifacial).

2) Traços familiares (ou seja, outros membros da família com dismorfologia facial, como a relação mandibular classe III).

3) Anomalias adquiridas:

   a. Traumático (por exemplo, traumatismo da ATM, antes e depois da paragem do crescimento).

   b. Patologia (por exemplo, adenoma da hipófise).

4) Características raciais:

   a. Protrusão bi-maxilar anterior (negro africano, chinês).

   b. Hipoplasia zigomático-maxilar (asiática).[3]

ESTATURA E FORMA DO CORPO - A altura do doente e a forma geral do corpo devem ser registadas logo no início da avaliação, uma vez que o tratamento ortognático deve ter como objetivo proporcionar proporções faciais que estejam de acordo com a constituição do doente.

Quando um doente tem excesso de peso, isto pode ser uma contraindicação para a cirurgia ortognática electiva. Nestes casos, o doente pode ter de reduzir o seu peso antes de poder ser considerado para tratamento. O Índice de Massa Corporal (IMC) é útil como guia.[3]

Avaliação facial:

VISÃO LATERAL - A visualização da face a partir do aspeto lateral permite a avaliação de:

- Relação dos maxilares e convexidade facial.
- Testa.
- Aros infra-orbitais.
- Nariz.
- Região para-nasal.
- Lábio superior.
- Lábio inferior e queixo.
- Ângulo entre o lábio inferior e o plano submental.
- Ângulo do plano mandibular.

VISÃO FRONTAL - A visualização da face a partir da frente permite a avaliação de:

- Proporções verticais.
- Assimetrias verticais.
- Proporções transversais.
- Assimetrias transversais.
- Forma e posição da orelha.
- Esclerótica e forma da pálpebra.
- Incisivo superior à mostra.
- Forma e simetria dos lábios

VISÃO DE PÁSSARO - A visualização do rosto a partir de cima permite a avaliação de:

- Aros orbitais.
- Assimetrias antero-posteriores.
- Desvio nasal.
- Linha central dentária superior.
- Assimetria mandibular transversal

VISÃO DO OLHO DE VERME - A visão do rosto a partir de baixo permite avaliar:

- Assimetrias da mandíbula.
- Assimetrias da base alar.[3]

Avaliação intra-oral:

As cáries activas requerem restauração por parte do Médico Dentista Geral e a doença periodontal deve ser controlada antes do planeamento definitivo do tratamento, com o contributo de um especialista, se necessário. As fotografias clínicas são um registo pré-tratamento essencial a este respeito, bem como o registo de quaisquer marcas nos dentes que possam mais tarde ser atribuídas aos efeitos iatrogénicos dos aparelhos fixos. Tal como na avaliação facial, o exame intra-oral deve ser efectuado de forma sistemática.

ARCAS DENTAIS - As principais características das arcadas dentárias a ter em conta são:

- Dentição.
- Formas de arco.
- Inclinações dos incisivos.
- Aglomeração e espaçamento.
- Curvas de Spee.
- Inclinação do plano oclusal.

DENTES EM OCLUSÃO - As principais características oclusais a observar são:

- Relação entre os incisivos.
- Mordeduras cruzadas.
- Centrelines.

TISSUAS MOLES - Avaliação da língua e dos anexos frenais.[3]

Registos de diagnóstico:

A gestão longitudinal dos pacientes ortognáticos estende-se normalmente por um período prolongado, começando com a referência inicial, muitas vezes em criança, e terminando com a sua alta após vários anos de acompanhamento pós-operatório. O tratamento de pacientes ortognáticos requer numerosos registos de diagnóstico e é importante dispor de um protocolo que forneça um guia sobre quais os registos básicos que devem ser recolhidos e quando. Os registos básicos de diagnóstico ortognático incluem o seguinte

- Modelos de estudo
- Fotografias clínicas
- Radiografias periapicais
- Cefalograma lateral
- Tomografia Panorâmica Dentária
- Tomografia Computorizada de Feixe Cónico
- Estereofotogrametria estática 3D
- Captura de movimento 3D[3]

PLANEAMENTO DO TRATAMENTO EM CASOS ORTOGNÁTICOS:

Embora o ortodontista e o cirurgião oral e maxilofacial sejam os principais intervenientes, a correção completa das deformidades dento-faciais pode envolver vários membros da equipa de cuidados de saúde.

O cirurgião deve compreender o processo de decisão ortodôntica, enquanto o ortodontista deve compreender os requisitos ortodônticos pré e pós-cirúrgicos. É obrigatório que a gestão terapêutica seja realizada conforme planeado e qualquer problema ou alteração no plano de tratamento deve ser comunicado à equipa de tratamento.[2]

Fig. 4: Procedimentos de planeamento do tratamento para cirurgia ortognática.

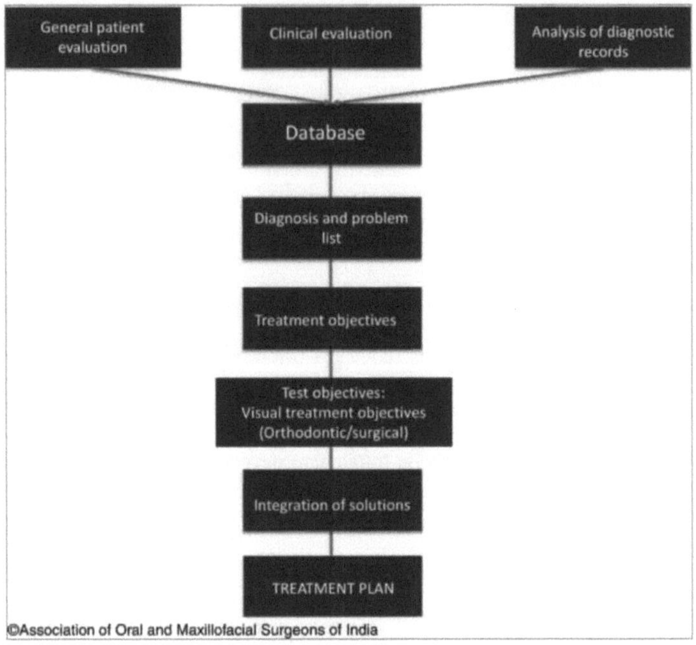

Tal como acontece com a cirurgia ortognática convencional, o plano de tratamento para a OFS deve ser considerado se os problemas podem estar na maxila, na mandíbula ou em ambos os maxilares. Além disso, a correção antero-posterior pode alterar as relações verticais e transversais dos maxilares.

A maioria dos clínicos que empregam a abordagem ortognática da cirurgia-primeira seguem o conceito de três fases que consiste no procedimento pré-operatório, procedimento cirúrgico e procedimento ortodôntico pós-operatório.[7]

Três etapas fundamentais de planeamento:

- Prever as principais alterações dos tecidos moles necessárias para produzir uma estética facial harmoniosa.

- ➢ Decidir os movimentos esqueléticos aproximados dos maxilares necessários para produzir o resultado estético desejado.
- ➢ Planeamento da ortodontia pré-cirúrgica, de modo a que a correção da desarmonia oclusal resulte nos movimentos maxilares necessários.[3]

<u>Quatro chaves para o planeamento dento-esquelético:</u>

- Posição do incisivo superior e do maxilar.
- Oclusão e posição mandibular.
- Rotação do complexo maxilo-mandibular.
- Posição do queixo.[3]

<u>Planeamento cirúrgico final:</u>

■ Visualize as alterações dos tecidos moles necessárias para uma estética facial óptima.

■ Planear os movimentos cirúrgicos necessários para:

a. Produzir as alterações desejadas nos tecidos moles.

b. Colocar os dentes na posição mais estética.

c. Obter a oclusão ideal.

■ Planeamento do perfil foto-cefalométrico ou, se disponível, planeamento virtual tridimensional

■ Cirurgia de modelo.[3]

Fig. 5: As variações no planeamento do procedimento de tratamento entre a cirurgia ortognática convencional e a SFOA.

Surgery-first approach; Differences in procedure

Conventional Orthognathic Surgery	*Surgery-first approach*
1. Initial Diagnosis	1. Initial diagnosis
2. Surgical planning – STO	2. Surgical planning – STO
3. *Pre-surgical orthodontic Tx*	3. *Simulation of pre-surgical ortho. Tx* : Model mounting & Model set-up
4. Surgical arch wire	4. *Simulation of orthognathic surgery*
5. Fabrication of wafer	5. Surgical arch wire
6. Orthognathic surgery & post op. care	6. Fabrication of wafer
7. Orthodontic re-diagnosis	7. Orthognathic surgery & post-op. care
8. Orthodontic treatment	8. Orthodontic re-diagnosis
9. Finishing	9. Orthodontic treatment
	10. Finishing

Fig. 6: Considerações sobre o diagnóstico e o planeamento do tratamento na primeira abordagem ortognática da cirurgia.

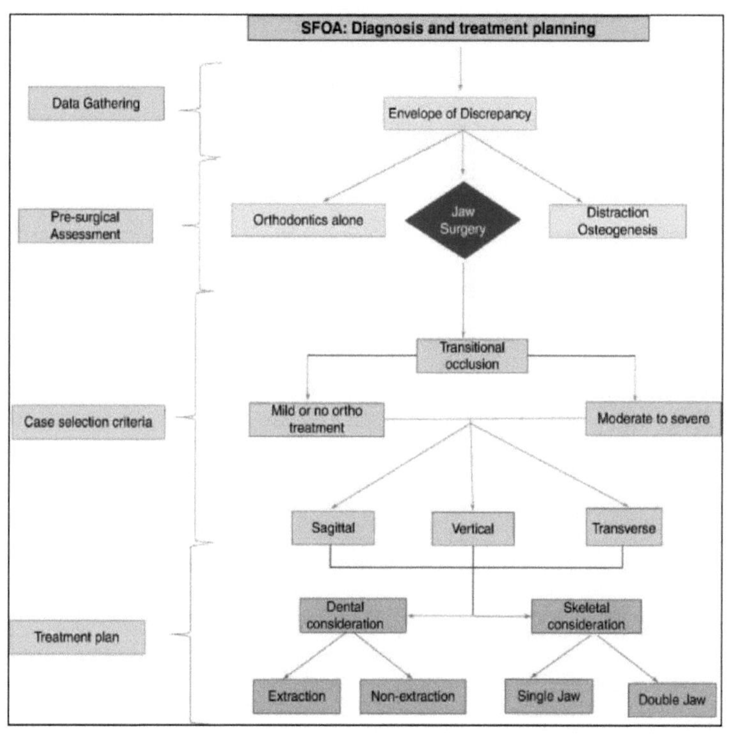
SFOA: Diagnosis and treatment planning
Data Gathering
Envelope of Discrepancy
Pre-surgical Assessment
Orthodontics alone
Jaw Surgery
Distraction Osteogenesis
Transitional occlusion
Case selection criteria
Mild or no ortho treatment
Moderate to severe
Sagittal
Vertical
Transverse
Treatment plan
Dental consideration
Skeletal consideration
Extraction
Non-extraction
Single Jaw
Double Jaw

PROCEDIMENTOS PRÉ-OPERATÓRIOS

Procedimentos laboratoriais:

Ao contrário da técnica convencional, em que os incisivos descompensados são utilizados como guia para a previsão da oclusão final, aqui, os dentes molares são utilizados como guia. Nos casos de não extração ou extração de primeiros pré-molares bimaxilares, a relação molar é ajustada na relação de Classe I. Em pacientes com extração de primeiros pré-molares inferiores, ela é ajustada na relação de Classe III. Em pacientes com extração de primeiros pré-molares superiores, é ajustada na relação de Classe II.[22]

Liao et al. sugeriram uma sobrecorrecção de 2 mm quando existe a necessidade de compensação da recidiva esquelética horizontal, pelo que definem frequentemente a relação molar de Classe II na sua configuração de oclusão. A dimensão vertical nas suas directrizes sugere sobremordida profunda ou mordida aberta posterior para evitar a abertura da mordida devido ao alinhamento dentário e ao nivelamento da arcada após a cirurgia, porque a mordida aberta posterior é mais fácil de corrigir do que a mordida aberta anterior após a cirurgia. A mordida aberta posterior também é útil para a correção da mordida cruzada posterior devido à vestibularização dos segundos molares superiores. Na dimensão transversal, para evitar a assimetria posicional, as linhas médias da maxila e da mandíbula (base alveolar) devem ser coincidentes ou próximas. Uma vez que a oclusão cirúrgica é, por vezes, definida com a linha média dentária desfasada devido à assimetria da arcada dentária, sugeriram que a oclusão cirúrgica fosse definida como a coordenação das linhas médias da maxila em vez das linhas médias dentárias.[22]

Baek et al. utilizaram uma técnica diferente para a cirurgia de modelos em casos de Classe III esquelética com cirurgia em dois maxilares. Nessa técnica, é necessário o uso de um articulador semi-ajustável. As secções dentárias e de base dos modelos de estudo são separadas para alterações esqueléticas e alinhamento dos dentes e, após a realização das alterações e modificações, são preparadas as bolachas cirúrgicas intermédias e finais.[22]

Os "modelos de preparação" são utilizados para prever e simular as posições dentárias e a coordenação da arcada para tomar decisões sobre o movimento cirúrgico da mandíbula. Na cirurgia de modelo, os moldes maxilares e mandibulares são colocados na relação molar correcta com uma sobremordida positiva.[7]

<u>Directrizes de procedimento para a montagem e configuração de modelos na SFOA:</u>

- Uma vez concluídos o planeamento do tratamento e o diagnóstico, são feitas impressões e é realizada a montagem habitual do modelo com registo da mordida para examinar o estado atual da oclusão.
- No modelo de configuração, os dentes que se adaptaram por compensação natural à discrepância esquelética existente são simulados e reorganizados numa oclusão antecipada semelhante ao plano de tratamento ortodôntico pré-operatório. Todos os dentes no modelo de configuração são reorganizados como se o tratamento ortodôntico fosse efectuado no

paciente real, através da técnica convencional de cirurgia ortognática, na relação oclusal pré-operatória desejada.

- Uma vez definida a oclusão dentária pretendida nos modelos, torna-se evidente a quantidade de movimento esquelético necessário na maxila, mandíbula ou em ambas. Subsequentemente, é efectuada uma simulação da cirurgia ortognática real nos modelos montados, tal como na técnica convencional. Isto indicará o possível resultado oclusal da abordagem padrão.
- As talas intermédias e finais podem então ser feitas nestes modelos montados, à medida que são ajustados aos movimentos esqueléticos planeados.
- Com o advento do planeamento virtual e do software de simulação tridimensional, a mesma cirurgia de modelo de configuração pode ser realizada digitalizando os modelos físicos e os detalhes de registo da mordida para o software. As talas tridimensionais intermédias e finais podem ser impressas.[2]

Após a análise da oclusão com a montagem do modelo, e uma clínica detalhada e cefalométrica, pode ser necessária uma configuração ortodôntica pré-cirúrgica que seja útil para a previsão exacta e a simulação da ortodontia pós-cirúrgica e da configuração cefalométrica antes da cirurgia. O modelo de cirurgia é uma configuração de acordo com a relação cefalométrica e molar. São necessários três pontos de oclusão estáveis entre as dentições superior e inferior.[23]

Após um diagnóstico cefalométrico, de modelo e clínico, o objetivo é otimizar a posição dos componentes faciais para obter os resultados mais desejáveis em termos de estética, função e estabilidade. Os movimentos esqueléticos em todas as direcções ântero-posteriores, verticais e transversais são determinados para obter boas proporções faciais, estética do sorriso e oclusão.[3]

Quando a cirurgia modelo estiver concluída de acordo com a prescrição, será efectuada uma pastilha de reposicionamento oclusal. Esta pastilha é utilizada no intra-operatório para reposicionar o maxilar separado cirurgicamente, relacionando a relação dos dentes superiores e inferiores entre si. No caso de uma cirurgia num único maxilar, será necessária uma pastilha para registar a posição oclusal final. As osteotomias bimaxilares requerem duas bolachas, a primeira para reposicionar a maxila e a segunda para relacionar a mandíbula com a maxila corrigida cirurgicamente, que será a oclusão final. Existem vários materiais e desenhos para a construção das bolachas e, mais uma vez, são da preferência do operador. A bolacha pode ser feita com acrílico auto-polimerizável, acrílico termopolimerizável, materiais fotopolimerizáveis e silicone. Podem ter acessórios para fixar a bolacha durante a utilização, como uma corrente eléctrica, podem ser feitos orifícios para fios ou podem ser adicionadas presilhas.[3]

Nas últimas duas décadas, foram efectuadas várias tentativas para aplicar a tecnologia CAD-CAM tridimensional à cirurgia ortognática. O âmbito de aplicação está a aumentar, tal como o fabrico de wafers cirúrgicos com base em dados de TC, a simulação de cirurgia ou a impressão de guias cirúrgicos para a fixação óssea necessária no bloco operatório. Esta aplicação digital 3D pode ser aplicada de forma útil à abordagem "surgery-first", especialmente no processo de configuração do modelo. Através do processo de preparação virtual, é possível simular o movimento ortodôntico pré-operatório e, com base neste, é possível simular o planeamento cirúrgico 3D e, finalmente, definir a oclusão cirúrgica.[4]

Procedimentos clínicos pré-cirúrgicos:

Embora a AFS não envolva ortodontia pré-cirúrgica, os aparelhos ortodônticos fixos são frequentemente colocados no pré-operatório para facilitar o tratamento ortodôntico pós-operatório. Para tirar partido da aceleração loco-regional ou sistémica da osteogénese após a cirurgia, é importante colocar os brackets ortodônticos e os arcos ou mini-parafusos antes da cirurgia. Se estes não forem colocados antes da cirurgia, a colocação no pós-operatório imediato é muitas vezes muito difícil para os pacientes devido ao inchaço, desconforto e abertura limitada da boca durante este período.[24]

Na maioria dos casos, os brackets e os arcos são colocados alguns dias antes da cirurgia e os fios passivos de aço inoxidável são adaptados a todos os dentes para evitar qualquer movimento dentário. Alguns ortodontistas utilizam fios de liga de níquel-titânio (NiTi) porque pretendem uma movimentação dentária imediata após a cirurgia. Isto é diferente do tratamento ortodôntico pré-cirúrgico convencional que, depois de atingir os alinhamentos dentários necessários, utiliza fios rígidos de grandes dimensões para fornecer a força para suportar a fixação intermaxilar (IMF). Entretanto, Liou et al. afirmaram que a movimentação dentária rápida pode ocorrer três a quatro meses após a cirurgia, iniciando o uso de fios de NiTi imediatamente após a OFS. Como alternativa, Baek et al. sugeriram que o fio pode ser colado diretamente nas superfícies dentárias para funcionar como uma barra de arco alguns dias antes da cirurgia. Embora a colagem direta do fio seja confortável para o paciente, é difícil remover o fio colado e substituí-lo por braquetes durante o período de cicatrização. A preparação ortodôntica pré-operatória também pode permitir a utilização de arcos activos quando existem contactos oclusais prematuros derivados do apinhamento.[7]

Fig. 7: Preparação pré-cirúrgica em SFOA.

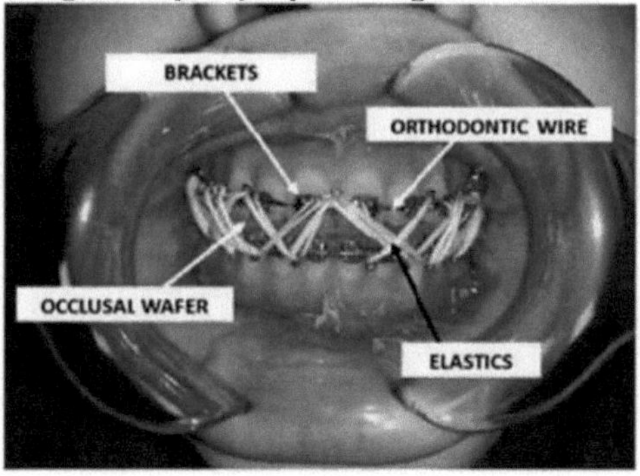

A preparação pré-cirúrgica para a cirurgia de primeira abordagem ortognática é efectuada de várias formas:

I. Colocação pré-operatória de barra de arco cirúrgico, sem fios ortodônticos,

II. Colocação pré-operatória de parafusos de ancoragem, sem arcos ortodônticos,

III. Colocação pré-operatória de fio redondo ou retangular leve (com/sem parafusos)

ou placas de ancoragem),

IV. Colocação pré-operatória de fios passivos convencionais, rectangulares, fixados com um

gancho cirúrgico (com/sem parafusos de ancoragem). No entanto, a adaptação passiva dos fios de aço inoxidável rectangulares convencionais não é fácil para os pacientes com apinhamentos ou espaçamentos graves.

V. Uma vez que os ganchos cirúrgicos não podem ser colocados em fios redondos leves ou rectangulares fracos, são frequentemente utilizados parafusos de fixação maxilomandibular (MMF) adicionais ou mini-placas de ancoragem.[24]

PROCEDIMENTOS DE TRATAMENTO CIRÚRGICO

As deformações dos maxilares podem estar associadas ao complexo dento-alveolar, à base do esqueleto ou a ambos. Podem ser tanto um excesso como uma deficiência. Estes problemas podem ocorrer em três vectores diferentes: Antero-posterior, Transversal e Vertical.[2]

O trabalho pré-cirúrgico e o planeamento de pacientes que necessitam de cirurgia correctiva dos maxilares requerem uma análise detalhada das características clínicas, modelos de estudo e radiografias planas. A análise radiográfica inclui uma avaliação abrangente de telerradiografias laterais, telerradiografias póstero-anteriores e ortopantomografias. A necessidade de múltiplas vistas planas individuais foi substituída pelo advento da tecnologia de feixe cónico.[2]

Atualmente, a maioria dos cirurgiões utiliza telerradiografias laterais e moldes dentários para planear a cirurgia ortognática. Isto fornece pouca informação sobre quaisquer deformidades associadas dos ossos maxilares, incluindo anomalias condilares, assimetrias faciais mediolaterais, dismorfologia do mento, ou anomalias do bordo inferior e do ramo da mandíbula. Com a introdução da tomografia computorizada e da ressonância magnética volumétrica, tornou-se possível não só visualizar imagens digitais dos dados do doente no ecrã do computador, mas também criar modelos físicos do crânio a partir desses dados, através de desenvolvimentos melhorados na prototipagem rápida.

Durante o planeamento e a execução da cirurgia, os objectivos do procedimento são alcançados:

(1) um rosto visualmente bem proporcionado,

(2) tecidos moles bem suportados pelo esqueleto, e

(3) um semblante facial agradável.[3]

<u>Objetivo do tratamento cirúrgico:</u>

A seguir, descrevem-se as fases do objetivo de tratamento cirúrgico (OST) do planeamento ortodôntico pré-operatório:

- Linhas gerais de medição e de referência
- Ajuste intra-arco; dentição maxilar
- Ajuste intra-arco; dentição mandibular
- Posicionamento do maxilar
- Posicionamento da mandíbula
- Decisão de genioplastia
- Ajuste e avaliação final do perfil[14]

<u>Procedimentos cirúrgicos ortognáticos básicos:</u>

- Osteotomia Le Fort I
- Osteotomias maxilares anteriores
- Osteotomia sagital do ramo
- Osteotomia Sub-sigmoide Vertical (VSSO)

- ❖ Osteotomia do corpo mandibular
- ❖ Osteotomia invertida do ramo L
- ❖ Osteotomias mandibulares anteriores
- ❖ Genioplastia

Osteogénese de distração[3]

<u>Considerações médicas pré-operatórias/ intra-operatórias e cuidados gerais pós-operatórios:</u>

- ■ Os doentes devem ser adequadamente informados sobre os pormenores do procedimento cirúrgico, as características clínicas pós-operatórias esperadas e as complicações. O procedimento de consentimento deve ser informado e pormenorizado, com a disponibilização de uma folha de informação que descreva os procedimentos cirúrgicos e as potenciais complicações.
- ■ Devem ser medidos o hemograma completo e a concentração de hemoglobina.
- ■ A análise da urina e os testes de função hepática são essenciais.
- ■ Pode ser necessário um eletrocardiograma e uma radiografia do tórax.
- ■ É seguro agrupar e conservar sangue antes de procedimentos ortognáticos complexos.

- A perda de sangue operatória pode ser significativamente reduzida com anestesia hipotensiva e aplicação de anestesia local com Adrenalina 1/80.000. A utilização de agentes antifibrinolíticos e a utilização de diatermia bipolar minimizam a perda de sangue.

- Minimizar o inchaço facial com medicamentos anti-edema como a dexametasona.

- A administração subcutânea ou intravenosa de um opiáceo (morfina) pode começar imediatamente após a cirurgia para controlar a dor. A utilização de anestesia local de ação prolongada durante a cirurgia também reduziria a dor pós-operatória.

- A utilização de antibióticos intravenosos durante a estadia no hospital minimizaria a infeção pós-operatória, especialmente nos casos em que foram aplicados enxertos ósseos.[3]

Na consulta de planeamento da cirurgia, devem ser obtidos os seguintes elementos para a realização de um plano de cirurgia em modelo anatómico:

- ✓ Folha de planeamento.
- ✓ Impressões de mestre.
- ✓ Registo oclusal.
- ✓ Registo do arco facial (se necessário).
- ✓ Plano cirúrgico proposto.

<u>Directrizes para a configuração inicial da oclusão cirúrgica:</u>

Na preparação da oclusão cirúrgica, é importante decidir (1) onde posicionar os dentes no sentido anteroposterior, vertical e transversal; e (2) como posicionar esses dentes ou segmentos dentários, seja cirurgicamente ou ortodonticamente, para alcançar a estética facial e dentária, e maximizar a eficácia e a velocidade do tratamento (ou seja, simplificar o tratamento ortodôntico após a cirurgia). As diretrizes utilizadas para a configuração da oclusão são detalhadas a seguir.[25]

Relação sagital: Na abordagem "surgery-first", os incisivos não podem ser usados como guia para o posicionamento ântero-posterior da mandíbula (i.e., correção esquelética horizontal incompleta), ao contrário do tratamento cirúrgico-ortodôntico clássico, em que a descompensação dos incisivos é realizada antes da cirurgia. Em vez disso, os molares são o guia para o posicionamento anteroposterior da mandíbula. A relação molar pode ser de Classe I, II ou III, dependendo do número de dentes à frente dos molares. Quando há necessidade de compensar a recidiva esquelética horizontal, a sobrecorreção de 2 mm é frequentemente concebida.[25]

Relação vertical: Uma vez que o alinhamento dentário e o nivelamento da arcada são adiados após a cirurgia com a abordagem "surgery-first", uma consideração importante para a configuração da oclusão na dimensão vertical é compensar o espaço necessário para o alinhamento dentário e o nivelamento da arcada. Uma vez que o alinhamento dentário e o nivelamento da arcada conduzem à proclinação dos incisivos inferiores e à rotação para baixo da mandíbula, diminuindo assim a sobremordida dos incisivos, a oclusão é definida numa sobremordida profunda ou mordida aberta posterior. No entanto, o comprimento insuficiente da garganta do queixo (ou seja, a correção esquelética horizontal excessiva) aparece em alguns casos após a cirurgia de recuo rotacional bimaxilar. É obrigatório aumentar a mordida aberta posterior fechando a rotação do segmento mandibular osteotomizado (i.e., segmento distal), sendo o eixo de rotação os caninos ou pré-molares mandibulares. Entretanto, a quantidade de mordida aberta posterior resultante desse fechamento de rotação deve estar dentro do limite de movimentação ortodôntica dos dentes (< 10mm). 5[2]

Relação transversal: Devido ao facto de a coordenação da arcada ser adiada após a cirurgia com a primeira abordagem cirúrgica, a configuração da oclusão na dimensão transversal representa frequentemente um desafio significativo. Uma consideração importante para a configuração da oclusão cirúrgica na dimensão transversal é conseguir a simetria da mandíbula. Para evitar a assimetria posicional, as linhas médias do maxilar e da mandíbula (base alveolar) devem ser coincidentes ou próximas.[25]

Oclusão estável: Devido ao facto de o alinhamento dentário, o nivelamento da arcada e a coordenação serem adiados após a cirurgia com a abordagem "cirurgia-primeiro", a interdigitação oclusal perfeita não pode, muitas vezes, ser alcançada devido à interferência oclusal durante a realização da configuração do modelo. Para evitar uma instabilidade oclusal grave no pós-operatório, os ortodontistas podem remover a interferência oclusal através de um simples ajuste oclusal em casos ligeiros e abrindo a mordida em casos mais graves. Os ortodontistas também podem efetuar um tratamento ortodôntico limitado (ou seja, alinhamento dentário) antes da cirurgia para remover interferências oclusais graves que impeçam uma oclusão cirúrgica estável.[25]

Linha média dentária: O alinhamento dentário é adiado após a cirurgia com a abordagem cirurgia-primeira; por conseguinte, a oclusão cirúrgica é por vezes definida com a linha média dentária devido à assimetria da arcada dentária. Ou seja, a oclusão cirúrgica é definida como a coordenação das linhas médias da mandíbula em vez das linhas médias dentárias.[25]

Quando a cirurgia modelo estiver concluída de acordo com a prescrição, será efectuada uma pastilha de reposicionamento oclusal. Esta pastilha é utilizada no intra-operatório para reposicionar o maxilar separado cirurgicamente, relacionando a relação dos dentes superiores e inferiores entre si.

Em 2011, Liou et al. sugeriram diretrizes específicas para o uso da SFOA no tratamento de casos de Classe III esquelética e Classe II esquelética em três dimensões: vertical, sagital e transversal. Na discrepância vertical, a curva profunda de Spee pode causar interferência oclusal por não ter havido uma correção ortodôntica pré-cirúrgica. Tem sido sugerido o tratamento de alguns casos de mordida profunda com osteotomia subapical, osteotomia segmentar anterior ou com aparelho ortodôntico pós-cirúrgico para corrigir as interferências dentárias. No entanto, na aplicação da abordagem SFOA, a correção da discrepância vertical pela impactação anterior ou posterior da maxila pode criar uma rotação anterior ou posterior da mandíbula que irá melhorar ou piorar o perfil da Classe II esquelética ou da Classe III esquelética. No entanto, Baek et al. sugeriram que a impactação posterior da maxila pode diminuir a interferência oclusal e aumentar a quantidade de rotação mandibular para trás.[7]

Alguns casos têm um overjet vestibular negativo de mais de meio molar de largura, mas as arcadas coordenadas são corrigíveis porque estão associadas a uma grande discrepância esquelética de Classe III, onde é necessário um avanço maxilar combinado com um recuo mandibular. Se a discrepância da mordida cruzada for maior do que a largura de um molar de cada lado, elas podem ser coordenadas cirurgicamente por uma osteotomia Le Fort I de três peças. Em alternativa, a maxila estreita pode ser tratada através de uma expansão palatina rápida assistida cirurgicamente.[7]

Enquanto as placas ósseas são utilizadas para fixação rígida, o tempo de uso da tala cirúrgica após a cirurgia depende do ortodontista. Alguns clínicos utilizam a tala somente durante a cirurgia; outros autores sugerem deixar a tala no pós-operatório por 4 a 6 semanas. O uso de cobertura acrílica na parte anterior da tala depende da necessidade do ortodontista em evitar a extrusão dos incisivos ou permitir a erupção dos dentes anteriores.[7]

PROCEDIMENTO ORTODÔNTICO PÓS-OPERATÓRIO

Os objectivos do tratamento ortodôntico na abordagem "surgery first" não são basicamente diferentes dos da abordagem "ortodontics first" convencional, na medida em que o tratamento ortodôntico corrige principalmente os problemas dentários intra-arcos e a cirurgia ortognática visa os problemas inter-arcos com origem na discrepância esquelética.[32]

Uma vez que o tratamento ortodôntico não é realizado no pré-operatório na primeira abordagem cirúrgica, há uma instabilidade oclusal quase inevitável na cirurgia e os maxilares podem ser reposicionados para uma posição indesejada devido a interferências oclusais. Portanto, as principais preocupações são: (1) como administrar as interferências oclusais durante o período de estabilização após a cirurgia; (2) as mudanças oclusais verticais e sagitais em função da autorrotação da mandíbula, que podem ocorrer pela eliminação das interferências oclusais; e (3) a coordenação das arcadas e a descompensação dentária sem desencadear o retorno dos maxilares à sua posição original.[32]

Os objectivos do tratamento ortodôntico após a cirurgia na técnica SFOA são o alinhamento dentário, a coordenação das arcadas e o assentamento oclusal, que em conjunto podem demorar mais 6-12 meses.[7]

A gestão da fisioterapia pós-operatória ou a orientação da oclusão pós-operatória no SFA requerem maior atenção, porque a oclusão é completamente dependente da tala cirúrgica. Quando os pacientes têm contactos oclusais limitados e desfavoráveis após a cirurgia, a propriocepção desses contactos oclusais pode induzir posições mandibulares inesperadas a partir da postura. Isto pode influenciar os resultados da cirurgia a longo prazo.[24]

O uso e ajuste da tala cirúrgica no pós-operatório é um passo importante para uma oclusão estável e estabilidade esquelética a longo prazo. Quando se antecipa uma discrepância oclusal significativa após a cirurgia, deve ser fortemente considerada a construção de resina oclusal para estabilizar a oclusão pós-operatória imediata.[24] O splint cirúrgico e a fixação inter-maxilar são removidos para a movimentação dentária.[23]

Não existe um consenso definitivo sobre o tempo de aplicação da força ortodôntica pós-cirúrgica. O tratamento ortodôntico pós-cirúrgico deve ser iniciado o mais cedo possível, para que se possa tirar o máximo proveito das vantagens do fenómeno de aceleração regional após a cirurgia. Esse tempo pode variar de 1 semana a 1 mês.[22]

O tempo de aplicação de um fio ortodôntico ou fio cirúrgico para fixação inter-maxilar foi de 1 a 3 dias ou 2 a 3 semanas antes da cirurgia. Kim et al. avaliaram a estabilidade pós-operatória da abordagem cirúrgica utilizando a osteotomia intraoral vertical do ramo (IVRO). Os segmentos ósseos não são fixados durante a IVRO, e mantiveram a fixação intermaxilar durante cerca de 2 semanas. A abordagem da cirurgia-primeira utilizando a osteotomia sagital bilateral dividida (BSSO) relatou maioritariamente um tempo de estabilização mais curto e um início mais precoce do tratamento ortodôntico pós-operatório (variando entre imediatamente após a cirurgia e 2 semanas após a cirurgia). Em contraste, Ko et al. aplicaram o nivelamento pós-operatório imediato da dentição para resolver a interferência dentária e a compatibilidade da arcada. A troca de fios pesados de estabilização da arcada por fios de trabalho leves/resilientes, imediatamente após a cirurgia, foi sugerida para encurtar o tempo de tratamento ortodôntico pós-operatório. Outros autores também enfatizaram que o tratamento ortodôntico deve ser iniciado o mais rápido possível para aproveitar o fenómeno de aceleração regional após a cirurgia. A cirurgia ortognática pode desencadear 3 a 4 meses de maior metabolismo ósseo no pós-operatório, o que pode acelerar a movimentação dentária ortodôntica.[32]

Uma vez que a compensação dentária nas arcadas dentárias não foi eliminada antes da cirurgia, é de esperar que a oclusão seja muito instável devido à presença de contactos prematuros.

Ao contrário da cirurgia ortognática convencional, na OFS, uma vez que os dentes estão mal posicionados e não têm antagonistas oclusais adequados em nenhuma das arcadas, tem de ser criada pós-cirurgicamente uma "oclusão de transição".

Alguns elementos-chave devem ser considerados para estabelecer uma "oclusão transitória" durante a cirurgia de modelo para emular o resultado cirúrgico real, e são os seguintes

- Plano sagital:
  - Para casos de apinhamento mínimo ou moderado: Estabelecer um overjet positivo ou, pelo menos, um "contacto de três pontos" com "dois pontos" de contacto nos dentes posteriores, de preferência nos molares bilaterais, e "um ponto" nos dentes anteriores, de modo a

criar um "efeito de tripé

- Para casos de dentes anteriores inferiores severamente retroinclinados ou apinhados e dentes anteriores superiores proclinados: Criação de um overjet positivo maior, de modo a que o overjet grande possa ser utilizado para a verticalização ou desalinhamento dos incisivos inferiores, e retração dos incisivos superiores proclinados.[26]

➢ Plano transversal:

- A largura intercanina e intermolar da dentição superior e inferior é mantida

- Mordida cruzada não superior à largura de uma cúspide vestibular do molar superior.[26]

➢ Plano vertical:

- Para um padrão esquelético hipo-divergente com uma curva de Spee profunda: Dentes anteriores de ponta a ponta sem oclusão nos dentes posteriores, de modo a que os dentes posteriores possam ser extrudidos pós-cirurgicamente

- Para um padrão esquelético hiper-divergente com mordida aberta anterior: Overjet positivo com rotação da maxila no sentido dos ponteiros do relógio e rotação da mandíbula no sentido contrário ao dos ponteiros do relógio para contrariar a recidiva pós-cirúrgica da mordida aberta.[26]

Recentemente, dispositivos de ancoragem temporária, como miniplacas e miniparafusos, têm sido sugeridos para uso com SFOA. O **Sistema de Ancoragem Esquelética (SAS)**, que consiste em miniplacas e miniparafusos, desenvolvido pelo Dr. Sugawara em 1992, tornou-se popular na ortodontia e é utilizado como um dispositivo de ancoragem temporária (DAT) fixado na mandíbula.[7]

Sugawara sugeriu para a maxila, miniplacas colocadas nos contrafortes zigomáticos para auxiliar na intrusão e distalização dos dentes molares superiores, enquanto as miniplacas são colocadas na crista anterior da abertura piriforme para intruir ou verticalizar os dentes anteriores superiores e protrair os dentes posteriores superiores. Na mandíbula, as miniplacas podem ser colocadas no ramo e no corpo da mandíbula para intrusão, protracção e distalização dos dentes inferiores.[7]

CIRURGIA DE PRIMEIRA ABORDAGEM NA CLASSE II DO ESQUELETO

A má oclusão de classe II esquelética apresenta, na maioria dos casos, compensação dentoalveolar, proclinação dos incisivos mandibulares e proclinação vertical ou ligeira dos incisivos maxilares. Os procedimentos cirúrgicos ortognáticos tradicionais consomem muito tempo para a descompensação da classe II esquelética antes da cirurgia.[29]

Um paciente com Classe II esquelética, com uma face curta e mordida impingida, desenvolve tipicamente uma curva de Spee exagerada e incisivos inferiores severamente proclinados para compensar o excesso de sobressaliência. A anomalia dentofacial da má oclusão de Classe II esquelética baseia-se em dois componentes: crescimento excessivo da maxila e crescimento deficiente da mandíbula.[27]

Para a correção de problemas de Classe II esquelética em adultos, duas modalidades de tratamento diferentes são o tratamento ortodôntico de camuflagem através da retração dos incisivos superiores e da verticalização dos incisivos inferiores, e a segunda é a cirurgia ortognática. A extração de uma arcada única com ancoragem máxima maxilar bilateral a partir de mini-parafusos para a retração anterior da maxila é uma opção convencional para a terapia de camuflagem.[28]

O tratamento tradicional envolve a preparação ortodôntica pré-cirúrgica, incluindo o alinhamento dos dentes, a descompensação dos incisivos e a coordenação das arcadas. No entanto, em pacientes com face curta e mordida profunda, as forças oclusais pesadas, frequentemente associadas a músculos fortes, podem complicar todos esses processos. Por isso, muitos clínicos optam por adiar a maior parte da correção ortodôntica para depois de 27

cirurgia.[27]

Embora a má oclusão esquelética de Classe II resulte do crescimento insuficiente da mandíbula, a localização da maxila é especialmente importante no planeamento do procedimento cirúrgico. Isso se deve ao fato de que a posição pós-operatória da maxila também determina a localização pós-operatória da mandíbula.[4]

No planeamento da cirurgia da Classe II, não só a posição mandibular, mas também a posição maxilomandibular combinada tem de ser cuidadosamente avaliada antes do planeamento cirúrgico. Esta avaliação inclui as posições anteroposterior e vertical da maxila. Se existir uma má oclusão esquelética de Classe II devido ao crescimento anteroposterior do maxilar, existem limitações anatómicas para a retração cirúrgica do maxilar. Por conseguinte, é necessário um planeamento cirúrgico que inclua uma osteotomia segmentar anterior do maxilar. Além disso, como a localização da maxila é adaptada verticalmente ao padrão de crescimento mandibular, é necessária uma análise da posição vertical da maxila. Especificamente, isto requer análises da posição vertical das partes anterior e posterior do maxilar, de acordo com o plano cirúrgico de preparação.[4]

Fig. 8: Avaliação da posição maxilomandibular.

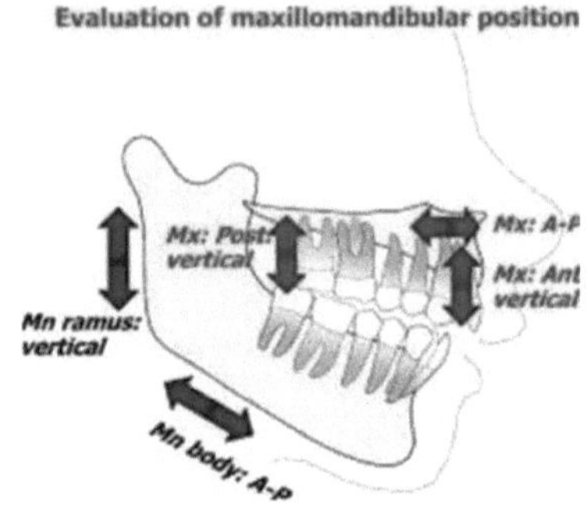

Evaluation of maxillomandibular position

Quando a cirurgia ortognática é realizada primeiramente nesses casos, a altura facial é aumentada, mas a má oclusão de Classe II piora para Classe III, com uma relação de incisivos borda a borda imediatamente após a cirurgia. Essa situação requer, portanto, o uso da mecânica ortodôntica de Classe III. Por ser capaz de distalizar previsivelmente os molares inferiores em pacientes que não estão em crescimento, o SAS possibilita a correção de uma má oclusão de Classe III e da proclinação dos incisivos inferiores sem extrações de pré-molares. A arcada inferior pode ser nivelada ao mesmo tempo através da extrusão dos pré-molares.[27]
A satisfação dos pacientes é praticamente garantida, uma vez que estes observam grandes melhorias na altura e no perfil facial no início do tratamento, o que os torna mais dispostos a aceitar o perfil de Classe III resultante da cirurgia ortognática.[27]

A abordagem ortodôntica cirurgia-primeira (SFA) é vantajosa para pacientes com uma má oclusão de classe II e uma mandíbula retrusiva. Após a cirurgia, a má oclusão tipicamente muda para uma relação de superclasse I ou classe III, muitas vezes apresentando uma protrusão dentoalveolar bimaxilar ou de borda a borda dos incisivos. A correção pode ser conseguida através da utilização de mecânicas ortodônticas de classe III ou através da extração dos primeiros pré-molares e retração dos dentes. Vários protocolos são empregados para a SFA, com alguns ortodontistas optando por colar braquetes e colocar arcos antes da cirurgia, enquanto outros optam por fixar aparelhos ortodônticos diretamente nos dentes.[27]

Mesmo na cirurgia de Classe II, se a oclusão cirúrgica da abordagem cirurgia-primeira for alcançada através da configuração do modelo do movimento ortodôntico pós-operatório, a abordagem cirurgia-primeira pode ser realizada. No entanto, a abordagem cirurgia-primeira deve ser realizada com cautela em pacientes com más oclusões de Classe II com as seguintes circunstâncias:

- Posição condilar instável:

  Os pacientes com más oclusões esqueléticas de Classe II têm uma tendência habitual para mover a mandíbula para a frente para obter uma melhor oclusão. Se este hábito persistir a longo prazo, o doente pode desenvolver uma mordida dupla. Muitas vezes, essa mordida dupla pode não ser reconhecida no pré-operatório, o que pode levar a uma recidiva da mandíbula para trás no pós-operatório. Se o doente for submetido a um processo ortodôntico pré-operatório, a mordida dupla adaptada pode ser bloqueada e pode ser obtida uma oclusão neutra relativamente estável, no pré-operatório. Como já foi referido, é muitas vezes difícil determinar se a reabsorção patológica do côndilo mandibular foi interrompida ou se ainda está a decorrer. Portanto, a duração do tratamento ortodôntico pré-operatório oferece uma oportunidade de observar se a reabsorção patológica do côndilo mandibular persistirá.

- Mordida cruzada anterior após a abordagem cirurgia-primeira Se a oclusão cirúrgica for configurada para a abordagem cirurgia-primeira, após a simulação das posições dentárias pós-operatórias, a oclusão cirúrgica pode resultar em uma mordida cruzada anterior pós-operatória. Essa mordida cruzada anterior pode ser resolvida através de tratamento ortodôntico pós-operatório após a fixação óssea, com ou sem extrações de pré-molares. No entanto, a resolução das mordidas cruzadas anteriores pode ser muitas vezes difícil, porque os incisivos superiores são forçados para a superfície lingual dos incisivos inferiores e porque a força do movimento mandibular pós-operatório para trás é transmitida para as superfícies linguais dos incisivos inferiores. Este facto gera uma força de afastamento nas superfícies linguais dos incisivos inferiores.[4]

Directrizes para a descompensação anteroposterior e vertical em casos de classe II

- Para uma curva mandibular moderada a profunda de Spee e incisivos mandibulares proclinados em retrognatismo mandibular de Classe II, o segmento anterior do maxilar inferior pode ser nivelado e intruduzido cirurgicamente através de osteotomia segmentar anterior, de modo a que a mandíbula possa ser avançada com exatidão.

- Em alternativa, a mandíbula pode ser avançada cirurgicamente para uma relação incisiva de borda a borda sem contacto oclusal nos dentes posteriores e, depois, pós-cirurgicamente, os dentes anteriores inferiores podem ser intruídos ortodonticamente para que a mandíbula rode para cima e para a frente para contacto oclusal posterior e uma melhor projeção do queixo.[17]

Procedimento de tratamento:

Antes da cirurgia ortognática, o terceiro molar inferior direito pode ser extraído para facilitar a distalização posterior durante o tratamento ortodôntico. São então colados brackets pré-ajustados de .022" em todos os dentes restantes, e são colocados arcos passivos rectangulares de .019" × .026". É fabricada uma tala cirúrgica com fechos de ponta esférica para cobrir todos os bordos incisais e superfícies oclusais, assegurando um ajuste ótimo em ambas as arcadas.[27]

Em seguida, é efectuada uma osteotomia sagital bilateral do ramo dividido (BSSRO) para avançar a mandíbula conforme indicado pela tala. Podem ser inseridas placas de ancoragem de titânio bilateralmente, acima das placas utilizadas para a BSSRO e adjacentes aos bordos distais dos primeiros molares, para distalização de toda a dentição inferior e descompensação dos incisivos mandibulares.[27]

Fig. 9: Correção sagital do perfil com cirurgia ortognática em casos de Classe II.

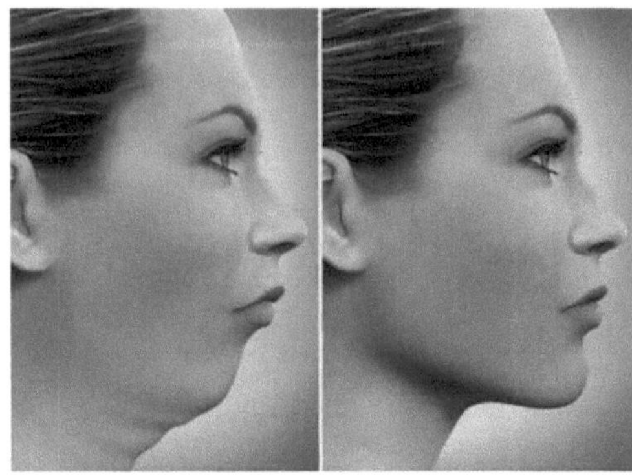

Imediatamente após a cirurgia, o paciente apresenta um perfil reto e uma má oclusão de Classe III, com uma relação de incisivos de borda a borda e mordidas abertas laterais. O tratamento ortodôntico pós-cirúrgico é efectuado duas semanas depois.

A tala cirúrgica é utilizada para estabilizar a posição da mandíbula e a função mastigatória. O nivelamento e o alinhamento da arcada maxilar iniciaram-se três meses após a cirurgia, seguido da descompensação dos incisivos inferiores. Após o nivelamento da arcada inferior, um fio retangular foi encaixado em todos os braquetes para distalização de toda a dentição.

Depois de descompensadas as inclinações dos incisivos inferiores e obtido o overjet correto, procede-se à intrusão controlada e ao nivelamento dos incisivos inferiores. Após a coordenação das arcadas maxilar e mandibular, procedeu-se ao acabamento e pormenorização[27]

Fig. 10: Comparação da sequência de tratamento em SFOA e abordagem convencional em casos de Classe II.

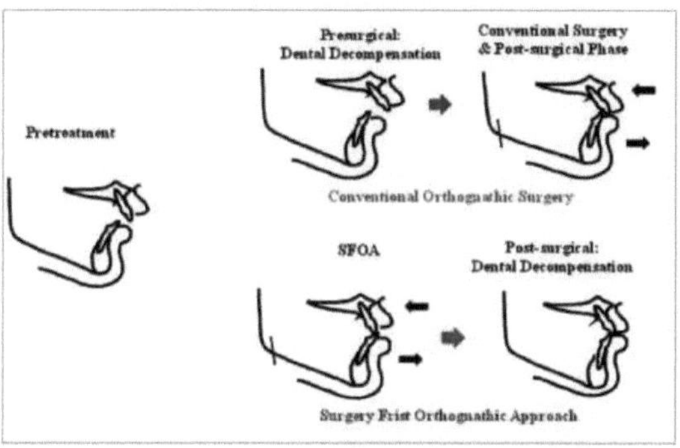

Este método oferece muitas vantagens biológicas e psicológicas em relação ao tratamento ortodôntico cirúrgico tradicional. A satisfação dos pacientes é praticamente garantida, pois eles observam grandes melhorias na altura e no perfil facial no início do tratamento, tornando-os mais dispostos a aceitar o perfil de Classe III resultante da cirurgia ortognática. A abordagem "cirurgia em primeiro lugar" pode ser particularmente benéfica para um paciente de Classe II com mandíbula retrusiva, mordida impingente e curva de Spee excessiva, uma vez que o avanço da mandíbula para o contacto dos incisivos de borda a borda criará a folga vertical vestibular necessária para nivelar a arcada inferior através da extrusão dos pré-molares.[27]

Para além disso, o tempo total de tratamento é normalmente mais curto com a abordagem "cirurgia primeiro" do que mesmo com a fase ortodôntica pré-cirúrgica do tratamento convencional.[27]

Após a cirurgia, a descompensação dos incisivos pode ser realizada de forma eficaz e eficiente. Como a má oclusão de Classe II se torna uma relação de Classe III após o avanço mandibular, a melhoria resultante no tónus do lábio inferior e da língua aumenta as forças que actuam sobre os incisivos em ambas as arcadas, favorecendo assim a descompensação dos incisivos.[27]

A abordagem "cirurgia primeiro" tem várias desvantagens em comparação com os métodos tradicionais de tratamento ortodôntico cirúrgico. Primeiro, a oclusão não pode ser usada como um guia para estabelecer os objectivos do tratamento. Como as anomalias esqueléticas devem ser avaliadas com precisão para estabelecer um plano de tratamento eficaz, recomendamos o uso da avaliação de Wits e da análise CDS.

Além disso, como a má oclusão de Classe III pós-cirúrgica será instável sem a ortodontia pré-cirúrgica, um splint cirúrgico é essencial para guiar o reposicionamento da mandíbula. Durante o primeiro mês após a cirurgia, a tala modificada e removível (que deve ser usada durante as refeições) ajuda a estabilizar a posição da mandíbula e a trazer os dentes para a oclusão final com o auxílio de elásticos de assentamento. Finalmente, o ortodontista deve ter experiência e habilidade na técnica SAS, que é essencial para se obter um movimento tridimensional previsível dos molares. [27]

PRIMEIRA ABORDAGEM CIRÚRGICA NOS CASOS DA CLASSE III

A mordida aberta de classe III esquelética é uma deformidade esquelética frequentemente encontrada e é caracterizada por um corpo mandibular longo e rotação para baixo da maxila posterior. Esta última tende a produzir uma rotação da mandíbula no sentido dos ponteiros do relógio que aumenta a altura anterior da face, separa os dentes anteriores e transforma uma classe III severa numa ligeira. A cirurgia ortognática é a única forma de corrigir a rotação e a discrepância da mandíbula e a altura anterior da face.[30]

Durante anos, a cirurgia preferida passou de uma osteotomia mandibular isolada para procedimentos bimaxilares, devido a preocupações com a estabilidade pós-cirúrgica. Uma osteotomia de impactação posterior Le Fort I e rotação no sentido dos ponteiros do relógio com recuo adicional da mandíbula utilizando uma osteotomia de divisão sagital bilateral são os tipos cirúrgicos comuns.[30]

O tratamento ortodôntico cirúrgico envolve tradicionalmente a preparação ortodôntica pré-cirúrgica, incluindo o alinhamento dentário, a descompensação dos incisivos e a coordenação das arcadas. No entanto, em pacientes com Classe III esquelética, a descompensação pré-cirúrgica dos incisivos irá exacerbar a mordida cruzada anterior e o perfil labial prognático, podendo aumentar o tempo total de tratamento sem nenhum benefício significativo para o paciente. A preocupação com a piora do perfil no tratamento pré-cirúrgico às vezes faz com que os pacientes Classe III renunciem à cirurgia ortognática.[31]

Quando a cirurgia é realizada primeiro (ou seja, sem ortodontia pré-cirúrgica), os incisivos não podem ser usados como guia para o posicionamento ântero-posterior da mandíbula, ao contrário do tratamento cirúrgico-ortodôntico clássico, no qual a descompensação dos incisivos é realizada antes da cirurgia. Em vez disso, os molares são o guia para o posicionamento ântero-posterior da mandíbula.

No planeamento da ortognática cirurgia-primeira, é importante decidir (1) onde colocar os maxilares anteroposteriormente, verticalmente e transversalmente; (2) onde colocar os dentes anteroposteriormente, verticalmente e transversalmente; e (3) como posicionar esses dentes ou segmentos dentários, cirurgicamente ou ortodonticamente, para maximizar a eficácia e a rapidez do tratamento.[30]

Directrizes para a descompensação anteroposterior e vertical em casos de classe III

- A descompensação ântero-posterior dos incisivos superiores proclinados num caso de Classe III pode ser conseguida através da extração dos primeiros pré-molares superiores e osteotomia segmentar anterior ou através da rotação da maxila no sentido dos ponteiros do relógio por osteotomia Le Fort I para corrigir a inclinação dos incisivos superiores. A segunda abordagem é recomendada porque a primeira abordagem pode ter a desvantagem da falta de um antagonista oclusal nos segundos molares inferiores.

- A descompensação ântero-posterior dos incisivos inferiores moderadamente retroinclinados e apinhados num caso de Classe III pode ser conseguida colocando os molares numa relação de Classe I com uma sobressaliência excessiva dos incisivos, e depois os incisivos inferiores podem ser alinhados no pós-operatório para obter uma sobressaliência normal.

- A descompensação ântero-posterior dos incisivos inferiores severamente retroinclinados e apinhados num caso de Classe III pode ser conseguida através da extração dos primeiros pré-molares inferiores e da osteotomia segmentar anterior, colocando os molares numa relação molar de Classe III com um overjet incisivo excessivo, e depois os incisivos inferiores podem ser alinhados no pós-operatório para obter um overjet normal.

- Uma curva mandibular de Spee moderada a profunda num caso de Classe III é melhor nivelada no pré-operatório ou cirurgicamente por osteotomia segmentar anterior para evitar a rotação da mandíbula para cima e para a frente no pós-operatório. A rotação da mandíbula para a frente e para cima melhora a projeção do mento num caso de retrognatismo mandibular de Classe II, mas piora a projeção do mento num caso de prognatismo mandibular de Classe III. Para evitar a rotação da mandíbula para cima e para a frente no pós-operatório, em alternativa, os incisivos inferiores podem ser intruídos e os incisivos superiores podem ser extruídos ao mesmo tempo no pós-operatório.

- Poderá ser aplicada uma tampa de queixo para evitar a recidiva do esqueleto mandibular nos primeiros 3 meses de pós-operatório. 7[1]

- Com um recuo mandibular, uma mordida cruzada bilateral existente pode muitas vezes desaparecer porque o arco mandibular é movido para trás numa porção mais larga do arco maxilar. No entanto, a correção transversal incompleta aparece em alguns casos de mordida aberta de classe III esquelética. É obrigatório observar se é de natureza esquelética ou dentária e se a correção vai ser realizada ortodonticamente ou cirurgicamente (i.e., cirurgia segmentar). A correção ortodôntica deve ser realizada apenas dentro do limite biológico. A discrepância esquelética ou a mordida de Brodie podem ser corrigidas através de uma osteotomia Le Fort I maxilar de duas ou três peças.[30]

- A face anterior longa pode ser corrigida pela rotação de fechamento da mandíbula após a osteotomia de impacção posterior Le Fort I. Tal como no tratamento cirúrgico-ortodôntico clássico, a posição vertical dos incisivos no momento da cirurgia determinará a altura da face anterior pós-cirúrgica. Uma redução insuficiente da altura da face pode ser facilmente corrigida por um encurtamento do queixo.[21]
- A necessidade de genioplastia de avanço ou de redução é confirmada através da verificação da linha E de Ricketts e das proporções clássicas da face inferior (ou seja, relação lábio superior/lábio inferior, 1:2), respetivamente. A necessidade de confirmar o contorno harmonioso do queixo e a competência labial também deve ser verificada no momento da cirurgia pelos cirurgiões.[21]
- As deformidades esqueléticas da classe III incluem um ângulo nasolabial mais elevado porque os incisivos maxilares são proclinados. Esta situação pode ser corrigida através de uma osteotomia Le Fort I de uma só peça com

rotação do plano palatino no sentido dos ponteiros do relógio, por impactação diferencial com mais impactação posterior do que anterior ou uma combinação de impactação posterior e extrusão anterior. Em casos com protrusão dentoalveolar maxilar ou incisivos maxilares severamente inclinados, são frequentemente indicadas osteotomias subapicais anteriores em conjunto com extracções de primeiros pré-molares. Um recuo ou uma rotação no sentido dos ponteiros do relógio do segmento anterior osteotomizado pode obter uma melhor posição do lábio superior.[21]

Portanto, quando a cirurgia é realizada primeiro, uma má oclusão de Classe III sempre se torna uma relação de Classe II imediatamente após o recuo mandibular, exigindo mecânica ortodôntica de Classe II após a cirurgia. A osteotomia de impactação posterior Le Fort I e a rotação no sentido horário com recuo adicional da mandíbula por meio de uma osteotomia sagital split bilateral são os tipos cirúrgicos mais comuns.[31]

Um splint cirúrgico é essencial para guiar o reposicionamento da mandíbula, porque a má oclusão de Classe II pós-cirúrgica é geralmente bastante instável. Após a cirurgia, a tala modificada e removível ajuda a estabilizar a mandíbula e a trazer o paciente para a oclusão final com a ajuda de elásticos de treino.[31]

A descompensação pode ser realizada de forma eficaz e eficiente. Como uma má oclusão de Classe III se torna uma relação de Classe II após o recuo mandibular, a melhoria resultante no tónus do lábio superior e da língua aumenta a força sobre os incisivos de ambas as arcadas, melhorando a eficiência da descompensação dos incisivos. Este fenómeno pode também ser um fator de redução do tempo total de tratamento.[31]

Em pacientes com deformações esqueléticas de Classe III, a compensação dentária sagital ocorre no sentido anteroposterior, podendo ser observadas compensações sagitais e transversais. Em pacientes com crescimento vertical excessivo da mandíbula, a compensação vertical também pode ser observada na região dos pré-molares superiores. Essas compensações sagitais e verticais podem interferir na oclusão cirúrgica em pacientes submetidos à abordagem surgery-first. Esse tipo de interferência oclusal pode ser ativamente removido durante os procedimentos de preparo pré-operatório.[31]

Durante a abordagem de cirurgia-primeira, a oclusão cirúrgica final pode ser visualizada no pré-operatório, utilizando procedimentos simulados de preparação dos dentes. O método e a duração da fixação intermaxilar pós-operatória variam ligeiramente entre os cirurgiões. No entanto, a fixação intermaxilar apertada é normalmente efectuada durante 2 semanas.[31]

Fig. 11: Correção sagital após cirurgia ortognática em casos de Classe III.

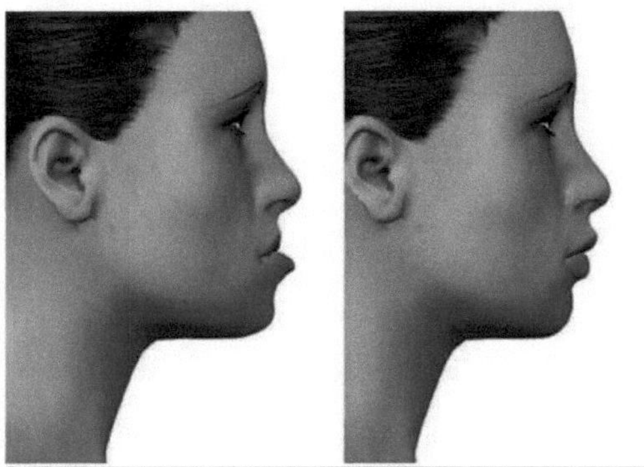

A má oclusão esquelética de Classe III é acompanhada de uma compensação dentoalveolar, normalmente envolvendo a proclinação dos incisivos superiores e a retroclinação dos incisivos inferiores. Portanto, quando a cirurgia é realizada primeiro, uma má oclusão de Classe III sempre se torna uma relação de Classe II imediatamente após o recuo mandibular, exigindo mecânica ortodôntica de Classe II após a cirurgia.[31]

Como a mecânica SAS pode previsivelmente distalizar os molares superiores e protrair os molares inferiores em pacientes que não crescem, não é difícil corrigir as más oclusões de Classe II sem extracções de pré-molares. A mecânica SAS também pode ser utilizada para corrigir a mordida aberta, o apinhamento anterior, a assimetria dentária ou o espaçamento excessivo da arcada.

Um splint cirúrgico é essencial para guiar o reposicionamento da mandíbula, porque a má oclusão de Classe II pós-cirúrgica é geralmente bastante instável. Após a cirurgia, a tala modificada e removível ajuda a estabilizar a mandíbula e a trazer o paciente para a oclusão final com a ajuda de elásticos de treino.[31]

Ortodontia pós-cirúrgica em Cirurgia-Primeira Ortognática:

Os objectivos da ortodontia pós-cirúrgica na ortognática cirúrgica são descompensar a má oclusão, pormenorizar a oclusão e assegurar a estabilidade esquelética. Normalmente, isso leva mais de 6 meses. Um mês antes da cirurgia, são colados brackets pré-ajustados de 0,022 polegadas. Em seguida, é efectuada uma previsão cefalométrica e uma cirurgia de modelo para finalizar o plano cirúrgico e fabricar a tala cirúrgica. Para garantir que não há problemas na colocação de uma tala, os fios de níquel-titânio de 0,016 x 0,022 polegadas não são inseridos até 1 a 3 dias antes da cirurgia.[30]

A osteotomia sagital bilateral do ramo dividido é então efectuada para obter o recuo mandibular necessário. São utilizadas miniplacas de titânio para uma fixação interna rígida. Após a colocação da tala cirúrgica no arco mandibular, podem ser inseridos quatro parafusos de fixação intermaxilares nas regiões alveolares anteriores para evitar a extrusão indesejada dos incisivos. Simultaneamente, os segundos molares superiores também podem ser extraídos, e miniplacas ortodônticas de titânio tipo Y podem ser implantadas nos contrafortes zigomáticos, para distalizar os dentes posteriores superiores e, assim, descompensar os incisivos superiores. Imediatamente após a cirurgia, o paciente apresentará um perfil de Classe II e uma relação oclusal de Classe II com mordida aberta.[31]

O tratamento ortodôntico pós-cirúrgico é iniciado imediatamente após a cirurgia, porque os arcos activos (ou seja, arcos de níquel-titânio) já são deixados no local para aproveitar a oclusão desbloqueada e o movimento rápido dos dentes após a cirurgia. O alinhamento, o nivelamento e a coordenação são então iniciados. Nos casos de cirurgia segmentar, os arcos seccionais devem ser substituídos por arcos contínuos na primeira consulta ortodôntica pós-cirúrgica ou no momento da cirurgia pelo cirurgião. Se houver uma mudança para uma mordida de conveniência indesejável, o ajuste oclusal ou elásticos leves são usados para guiar e estabilizar a posição da mandíbula. A coordenação incompleta da arcada pode ser assistida por elásticos transpalatais leves, uma arcada palatina ativa ou uma arcada lingual ativa.

Uma vez que o alinhamento, o nivelamento e a coordenação tenham sido alcançados, os arcos de níquel titânio de 0,016 x 0,022 polegadas são substituídos por arcos de aço inoxidável de 0,016 x 0,022 polegadas. A descompensação incompleta dos incisivos pode ser auxiliada por elásticos de classe II. Nesta altura, o acabamento ortodôntico pós-cirúrgico é muito semelhante ao da ortodontia pós-cirúrgica na ortodontia cirúrgica clássica.[30]

Fig. 12: Comparação da sequência de tratamento para a abordagem SFOA e convencional em casos de Classe III.

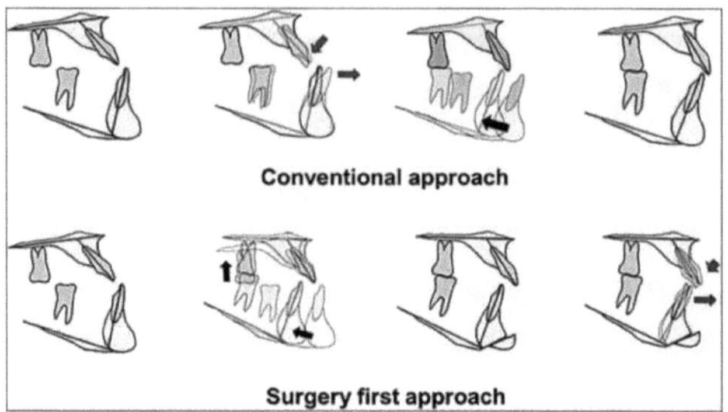

A abordagem "cirurgia primeiro" tem várias vantagens biológicas e psicossociais sobre o tratamento cirúrgico-ortodôntico tradicional:

- o A satisfação do paciente é virtualmente garantida porque o paciente vê uma grande melhoria no perfil no início do tratamento. Esta rápida melhoria torna o paciente mais disposto a aceitar o perfil de Classe II resultante da cirurgia ortognática.

O perfil da Classe III e a mordida cruzada anterior não são exacerbados pela descompensação dos incisivos. A preocupação com o agravamento do perfil no tratamento pré-cirúrgico faz com que, por vezes, os pacientes com Classe III renunciem à cirurgia ortognática.

- o Se ocorrer um erro cirúrgico ou uma recidiva esquelética, a compensação pode ser feita com a mecânica do Sistema de Ancoragem Esquelética (SAS). No tratamento convencional, como a descompensação é completada antes da cirurgia, é difícil ou impossível recuperar do erro cirúrgico durante o tratamento ortodôntico pós-cirúrgico.

- O tempo total de tratamento é normalmente muito mais curto. Os 12 meses necessários para tratar o caso aqui apresentado são significativamente menores do que o tempo médio de tratamento ortodôntico pré-cirúrgico isolado. Wilcko e colaboradores relataram que a corticotomia poderia melhorar a movimentação dentária, aumentando a renovação óssea e diminuindo a densidade óssea. Da mesma forma, a renovação óssea após a cirurgia ortognática acelera significativamente a movimentação dentária ortodôntica.
- A descompensação pode ser realizada de forma eficaz e eficiente. Como uma má oclusão de Classe III se torna uma relação de Classe II após o recuo mandibular, a melhoria resultante no tónus do lábio superior e da língua aumenta a força sobre os incisivos de ambas as arcadas, melhorando a eficiência da descompensação dos incisivos. Este fenómeno pode também ser um fator de redução do tempo total de tratamento.[31]

Por outro lado, a abordagem "cirurgia primeiro" também tem algumas desvantagens que devem ser tidas em consideração:

- A oclusão não pode ser utilizada como guia para estabelecer os objetivos do tratamento, diferentemente do tratamento cirúrgico-ortodôntico tradicional, no qual a descompensação dos incisivos e a coordenação das arcadas dentárias são realizadas previamente à cirurgia. A desarmonia esquelética deve ser avaliada com precisão para estabelecer um plano de tratamento eficaz. A avaliação de Wits e a análise dos padrões de desenho craniofacial (CDS) podem ser utilizadas para estabelecer objectivos de tratamento individualizados.

- Sem ortodontia pré-cirúrgica, é difícil obter uma oclusão estável imediatamente após a cirurgia. Por conseguinte, o doente deve usar uma tala oclusal enquanto come.

- O ortodontista deve ter experiência e habilidade com a técnica do Sistema de Ancoragem Esquelética (SAS), que é essencial para se obter um movimento tridimensional previsível dos molares. As vantagens superam substancialmente quaisquer desvantagens, e esta nova abordagem de tratamento pode tornar-se uma opção clínica padrão num futuro próximo.[31]

CONCLUSÃO

Uma abordagem combinada de ortodontia e cirurgia ortognática é aceite como o padrão de tratamento para pacientes que têm uma discrepância esquelética grave dos maxilares com assimetria facial. É frequentemente considerada a única opção de tratamento viável para melhorar a aparência facial e restaurar a função oclusal normal.

Embora a abordagem ortodôntica cirúrgica convencional em 3 etapas, que inclui ortodontia pré-cirúrgica, cirurgia e ortodontia pós-cirúrgica, tenha sido bem estabelecida como o padrão ouro na maioria dos casos, algumas desvantagens foram reconhecidas. Uma desvantagem é o longo tempo de tratamento pré-cirúrgico, que normalmente piora a aparência facial e exacerba a má oclusão.

Recentemente, a abordagem "cirurgia-primeira" foi introduzida para responder à procura e satisfação dos pacientes, de modo a ultrapassar algumas desvantagens associadas à abordagem ortodôntica cirúrgica convencional. Vários relatos de casos têm demonstrado resultados bem-sucedidos, com redução do tempo de tratamento e maior satisfação do paciente, utilizando a abordagem surgery-first na ortodontia cirúrgica. Essa abordagem exige um planejamento cirúrgico mais cuidadoso e uma colaboração mais forte entre ortodontistas e cirurgiões qualificados para prever com precisão o movimento dentário pós-cirúrgico e o movimento cirúrgico. Por isso, os defensores anteriores dessa abordagem recomendam o uso da abordagem cirurgia-primeira apenas para discrepâncias esqueléticas leves a moderadas. Entretanto, o escopo dessa abordagem vem se expandindo com os avanços da tecnologia de imagens tridimensionais (3D) e da simulação cirúrgica virtual em 3D, com o uso de sistemas de ancoragem esquelética e com uma melhor compreensão da resposta biológica após a cirurgia.

A abordagem "surgery-first" apresenta vários aspectos positivos:

1. Melhoria imediata da aparência facial, em vez de um agravamento antes da cirurgia. A melhoria imediata da aparência facial tem o maior impacto nos pacientes, particularmente naqueles que tiveram problemas psicológicos e de autoestima significativos enquanto esperavam que o crescimento da mandíbula cessasse para a correção cirúrgica. Assim, o aumento da satisfação do paciente traduz-se potencialmente numa maior motivação e cooperação durante a ortodontia pós-cirúrgica.

2. Redução do tempo total de tratamento, eliminando a fase ortodôntica pré-cirúrgica e facilitando a movimentação dentária após a cirurgia. O fenómeno da movimentação dentária ortodôntica acelerada no pós-operatório tem sido atribuído ao fenómeno de aceleração regional (RAP). O FAP é um processo fisiológico complexo que envolve a renovação óssea acelerada e a diminuição da densidade óssea regional. Ele aumenta a reorganização e a cicatrização dos tecidos através de uma explosão transitória de reabsorção óssea severa localizada, seguida de remodelação. Foram propostos vários mecanismos para o efeito osteopénico na RAP.

3. A movimentação dentária ortodôntica é mais fácil e fisiologicamente favorável após a eliminação cirúrgica da desarmonia esquelética, pois a direção do movimento dentário para a descompensação não é contra a pressão dos tecidos moles. Em contrapartida, na movimentação ortodôntica pré-cirúrgica, ocorre o

contrário. Além da movimentação ortodôntica acelerada dos dentes durante o período de 3 a 4 meses da RAP, acreditamos que esse processo de descompensação fisiologicamente favorável é o fator que mais contribui para a redução significativa do tempo de tratamento com a abordagem surgery-first.

4. Se forem necessários movimentos dentários 3D difíceis, os sistemas de ancoragem esqueléticos temporários (mini-placas no zigoma ou na mandíbula) podem ser prontamente incorporados durante a cirurgia, com poucos custos ou tempo adicionais.

5. Em pacientes com reabsorção radicular grave antes do tratamento ortodôntico, esta abordagem de cirurgia-primeira é preferível às 3 fases convencionais da ortodontia cirúrgica, porque o osso menos denso devido à RAP e o processo de descompensação eficiente não só minimizam a reabsorção radicular como também facilitam o movimento dentário.[33]

Em contrapartida, são também reconhecidos os aspectos negativos da abordagem "cirurgia-primeira":

1. A oclusão não pode ser usada como um guia para o movimento cirúrgico. Acredita-se que, sem uma descompensação dentária adequada no pré-operatório, o cirurgião fica limitado pela posição do dente para corrigir completamente a deformidade esquelética. Portanto, a consideração mais importante no uso dessa técnica é que ela requer uma estreita cooperação e comunicação entre ortodontistas e cirurgiões ortognáticos altamente experientes.

2. É necessário um processo de planeamento mais abrangente e trabalhoso, utilizando modelos virtuais 3D ou moldes de estudo, uma vez que os movimentos dentários pós-cirúrgicos para descompensação, resolução de apinhamento, nivelamento e alinhamento têm de ser incorporados no movimento cirúrgico.

3. Uma oclusão instável sem ortodontia pré-cirúrgica pode levar à instabilidade cirúrgica. Uma má oclusão pós-cirúrgica de Classe II num doente cirúrgico de Classe III é geralmente bastante instável, pelo que é essencial utilizar uma tala cirúrgica para orientar o reposicionamento mandibular. Além disso, um splint oclusal removível é frequentemente necessário na fase inicial do tratamento ortodôntico pós-cirúrgico.

4. É necessário um procedimento de dobragem de fio complexo e moroso para colocar um fio cirúrgico passivo para fixação intermaxilar. No entanto, como demonstrado no nosso doente, se alguns parafusos de fixação intermaxilar forem colocados durante a cirurgia, o procedimento de dobragem do fio é

desnecessário.[33][33]

A eliminação da ortodontia pré-cirúrgica pode mudar o paradigma da cirurgia ortognática, mas a SFA requer uma seleção cuidadosa dos casos e uma discussão exaustiva com o ortodontista relativamente aos objectivos e à gestão pós-operatória do procedimento cirúrgico ortognático. A SFA oferece uma alternativa à abordagem ortodôntica para a correção da deformidade maxilofacial. Os resultados, no que diz respeito à estética facial, oclusão dentária e estabilidade, são semelhantes quando se utiliza a ortodontia-primeira e a AFS. O ortodontista deve estar ciente dos princípios ortognáticos e dos limites da movimentação ortodôntica e planejar a terapia ortodôntica pós-cirúrgica para incluir nivelamento, alinhamento, descompensação e coordenação das arcadas dentárias e intercuspidação oclusal. O cirurgião deve ser capaz de efetuar a osteotomia designada e a fixação intermaxilar com placa de mordida de oclusão em arcadas dentárias desalinhadas e proporcionar a estabilidade após o reposicionamento esquelético. Assim, os óptimos resultados estéticos e funcionais, a redução significativa do tempo total de tratamento e a elevada satisfação dos pacientes levaram à postulação de que **a abordagem ortognática cirurgia-primeira** pode representar um método razoável e rentável para tratar a má oclusão esquelética em casos seleccionados e que tem potencial para se tornar uma abordagem padrão à cirurgia ortognática no futuro.[18]

REFERÊNCIAS

1. Khechoyan DY. Cirurgia ortognática: considerações gerais. Semin Plast Surg. 2013 Aug;27(3):133-6. doi: 10.1055/s-0033-1357109. PMID: 24872758; PMCID: PMC3805731.

2. G.E. Lello (2005). *Fundamentos da Cirurgia Ortognática: Johan P. Reyneke, Quintessence Publishing Co., Inc., 2003, ISBN 0-86715-410-1, £134, 320 páginas. , 43(1), 1* . doi:10.1016/j.bjoms.2004.02.011

3. Ayoub, A, Khambay, BS, Benington, P ... et al. Handbook Of Orthognathic Treatment: A Team Approach. Chichester, West Sussex, Reino Unido: Wiley Blackwell. 2014, DOI:10.1002/9781118751695

4. Choi Jong-Woo & Lee Jang Yeol. (2021). Conceito atual da abordagem ortognática da cirurgia-primeira. Arquivos de Cirurgia Plástica. 48. 199-207. 10.5999/aps.2020.01305.

5. Seo HJ, Choi YK. Tendências actuais em cirurgia ortognática. Arch Craniofac Surg. 2021 Dez; 22 (6): 287-295. doi: 10.7181 / acfs.2021.00598. Epub 2021 Dez 20. PMID: 34974683; PMCID: PMC8721433.

6. Naran S, Steinbacher DM, Taylor JA. Conceitos actuais em cirurgia ortognática. Plast Reconstr Surg. 2018 Jun;141(6):925e-936e. doi: 10.1097/PRS.0000000000004438. PMID: 29794714.

7. Leelasinjaroen P, Godfrey K, Manosudprasit M, Wangsrimongkol T, Surakunprapha P, Pisek P. Cirurgia de primeira abordagem ortognática para correção da má oclusão esquelética de Classe III - uma revisão da literatura. J Med Assoc Thai. 2012 Nov;95 Suppl 11:S172-80. PMID: 23961640.

8. Peiro-Guijarro MA, Guijarro-Martinez R, Hernández Alfaro F. Cirurgia de primeira linha em cirurgia ortognática: uma revisão sistemática da literatura. Am J Orthod Dentofac Orthop. 2016;149(4):448-62.

9. Kim JY, Jung HD, Kim SY, Park HS, Jung YS. Estabilidade pós-operatória para abordagem de cirurgia-primeira usando osteotomia vertical intraoral do ramo: acompanhamento de 12 meses. Br J Oral Maxillofac Surg. 2014 Jul;52(6):539-44. doi: 10.1016/j.bjoms.2014.03.011. Epub 2014 Abr 18. PMID: 24746355.

10. Sabri R. Objectivos ortodônticos na cirurgia ortognática: estado da arte atual. World J Orthod. 2006;7(2):177-91.

11. Grubb J, Evans C. Orthodontic management of dentofacial skeletal deformities. Clin Plast Surg. 2007;34(3):403-15.

12. Kim JH, Mahdavie NN, Evans CA. Diretrizes para o tratamento ortodôntico "surgery first". Em: Bourzgui F, editor. Ortodontia - aspectos básicos e considerações clínicas. 1ª edição. Casablanca: Universidade Hassan II de Casablanca: IntechOpen; 2012. p. 265-300.

13. N. Viveka Vardhan Reddy e Abhinand Potturi, Cirurgia de primeira abordagem ortognática. Cirurgia oral e maxilofacial para o clínico. 2020 Jun 24:239-55. doi: 10.1007/978-981- 15-1346-6_12. PMCID: PMC7882239.

14. Jeong WS, Choi JW, Kim DY, Lee JY, Kwon SM. Pode uma abordagem ortognática de cirurgia-primeira reduzir o tempo total de tratamento? Int J Oral Maxillofac Surg. 2017 Abr;46(4):473-482. doi: 10.1016/j.ijom.2016.12.006. Epub 2016 Dec 30. Erratum in: Int J Oral Maxillofac Surg. 2017 Sep;46(9):1203. PMID: 28043746.

15. Gailot, Akshata & Bulsara, Hiral & Parakh, Anushka & Sangar, Ramandeep & Fernandes, Gabriela. (2018). Cirurgia primeira abordagem em ortodontia: Uma revisão actualizada. Pesquisa Odontológica, Oral e Craniofacial. 4. 10.15761/DOCR.1000267.

16. Sharma VK, Yadav K, Tandon P. Uma visão geral da abordagem da cirurgia em primeiro lugar: Avanços recentes na cirurgia ortognática. J Orthod Sci. 2015 Jan-Mar;4(1):9-12. doi: 10.4103/22780203.149609. PMID: 25657986; PMCID: PMC4314839.

17. Liou EJ, Chen PH, Wang YC, Yu CC, Huang CS, Chen YR. Cirurgia ortognática acelerada: diretrizes ortodônticas e configuração para cirurgia modelo. J Oral Maxillofac Surg. 2011;69(3):771-80.

18. Shah YA, Deshmukh SV, Patil AS. Abordagem de cirurgia em primeiro lugar. World J Dent 2017;8(4):343-350.

19. Steinhauser EW. Desenvolvimento histórico da cirurgia ortognática. J Craniomaxillofac Surg. 1996 Aug;24(4):195-204. doi: 10.1016/s1010-5182(96)80002-3. PMID: 8880445.

20. Huang CS, Hsu SS, Chen YR. Revisão sistemática da abordagem cirúrgica em

cirurgia ortognática. Biomed J. 2014 Jul-Ago;37(4):184-90. doi: 10.4103/2319 4170.126863. PMID: 25116713.

21. Lucky Yadav, Akanshya Loshali, Mihica Mohan, Neelam Yadav. A primeira abordagem cirúrgica na cirurgia ortognática: Uma visão geral. Int J Surg Sci 2022;6(2):110-112. DOI: https://doi.org/10.33545/surgery.2022.v6.i2b.895.

22. Ahmadvand A, Alavi S, Mehraban SH. Uma visão geral da abordagem ortognática da cirurgia-primeira: História, indicações e limitações, protocolos e estabilidade dento-esquelética. Dent Res J (Isfahan). 2021 Jun 22;18:47. PMID: 34429867; PMCID: PMC8351934.

23. Gül§en, A. (2019). Cirurgia Primeira Abordagem. IntechOpen. doi: 10.5772/intechopen.80951.

24. Kwon TG, Han MD. Estado atual da primeira abordagem cirúrgica (parte II): precauções e complicações. Maxillofac Plast Reconstr Surg. 2019 Jun 3;41(1):23. doi: 10.1186/s40902- 019-0206-4. PMID: 31218215; PMCID: PMC6546776.

25. Liao YF, Lo SH. Configuração da Oclusão Cirúrgica na Correção da Deformidade Esquelética de Classe III Utilizando a Abordagem Cirurgia-Primeiro: Diretrizes, características e precisão. Sci Rep. 2018 Aug 3;8(1):11673. doi: 10.1038/s41598-018-30124-2. PMID: 30076359; PMCID: PMC6076283.

26. Gandedkar NH, Chng CK, Tan W. Série de casos de abordagem ortognática por cirurgia: Características salientes e directrizes. J Orthod Sci. 2016 Jan-

Mar;5(1):35-42. doi: 10.4103/22780203.176657. PMID: 26998476; PMCID: PMC4778176.

27. Sugawara J, Aymach Z, Nagasaka DH, Kawamura H, Nanda R. Ortognática "Surgery first" para correção de uma má oclusão esquelética de classe II com uma mordida de impacto. J Clin Orthod. 2010 Jul;44(7):429-38. PMID: 21038796.

28. Chiou, Yu-Ting; Hsu, Tzu-Hang; Kok, Sang Heng; e Yao, Chung-Chen Jane (2021) "Abordagem cirúrgica inicial para a correção de uma má oclusão esquelética de Classe II com mordida profunda iminente", Taiwanese Journal of Orthodontics: Vol. 33: Iss. 2, Artigo 3. DOI: 10.38209/2708-2636.1104

29. Peddu, Revathi & Nuvusetty, Bhargavi & Dokku, Aruna & Chadalawada, Dharmendra. (2018). Osteotomia Sagital Dividida Bilateral: Primeira Abordagem Cirúrgica para Correção da Classe II Esquelética. Jornal da Sociedade Indiana de Ortodontia. 52. 133. 10.4103/jios.jios_226_17.

30. Liao YF, Chiu YT, Huang CS, Ko EW, Chen YR. Ortodontia pré-cirúrgica versus não
ortodontia pré-cirúrgica: resultado do tratamento de correção cirúrgico-ortodôntica para mordida aberta classe III esquelética. Plast Reconstr Surg. 2010 Dec;126(6):2074-2083. doi: 10.1097/PRS.0b013e3181f52710. PMID: 21124147.

31. Nagasaka H, Sugawara J, Kawamura H, Nanda R. Correção da classe III do esqueleto "primeiro a cirurgia" utilizando o sistema de ancoragem do esqueleto.

J Clin Orthod. 2009;43(2):97-105.

32. Choi DS, Garagiola U, Kim SG. Estado atual da abordagem da cirurgia-primeira (parte I): conceitos e protocolos ortodônticos. Maxillofac Plast Reconstr Surg. 2019 Mar 6;41(1):10. doi: 10.1186/s40902-019-0194-4. PMID: 30906735; PMCID: PMC6401009.

33. Hwang HS, Oh MH, Oh HK, Oh H. Abordagem cirúrgica na correção da má oclusão esquelética de Classe III com assimetria mandibular. Am J Orthod Dentofacial Orthop. 2017 Ago;152(2):255-267. doi: 10.1016/j.ajodo.2014.10.040. PMID: 28760288.

34. Hullihen, S. P.: Caso de alongamento da mandíbula e distorção da face e do pescoço, causado por uma queimadura, tratado com sucesso. Am. J. Dent. Sci. 9 (1849) 157

35. Skaggs, J. E. (1959). *Correção cirúrgica do prognatismo. American Journal of Orthodontics, 45(4), 265-271.* doi:10.1016/0002-9416(59)90085-5

36. Angle, E. H.: Ressecção dupla do maxilar inferior. Dent. Cosmos Philadelphia 40 (1898) 635

37. Blair, V. P.: Relato de um caso de ressecção dupla para a correção da protrusão da mandíbula. Dent. Cosmos Philadelphia 48 (1906) 817

38. Trauner, R., & Obwegeser, H. (1957). *A correção cirúrgica do prognatismo mandibular e da retrognatismo com consideração da genioplastia. Oral Surgery, Oral Medicine, Oral Pathology, 10(7), 677-689.* doi:10.1016/s0030-4220(57)80063-2

39. Kole, H.: Operações cirúrgicas no rebordo alveolar para correção de anomalias oclusais. Oral Surg. Oral Med. Oral Path. 12 (1959) 277

40. Poulton DR, Taylor RC, Ware WH. Avaliação radiográfica cefalométrica da correção do prognatismo mandibular através de osteotomia vertical. Oral Surg Oral Med Oral Pathol. 1963;16:807-20.

41. Worms FW, Isaacson RJ, Speidel TM. Planejamento do tratamento ortodôntico cirúrgico: análise de perfil e cirurgia mandibular. Angle Orthod. 1976;46(1):1-25.

42. Epker, B. N., L. C. Fish: Deformidades Dentofaciais. St. Louis; Mosby, 1986

43. Stanley J. Behrman, David A. Behrman. Oral Surgeons' Considerations in Surgical Orthodontic Treatment (Considerações dos Cirurgiões Orais no Tratamento Ortodôntico Cirúrgico). Dental Clinics of North America julho de 1988, Páginas 481-507.

44. Frost, Harold M. (1983) "The Regional Acceleratory Phenomenon: A Review", Henry Ford Hospital Medical Journal: Vol. 31 : No. 1 , 3-9.

45. William M. Wilcko, Thomas Wilcko, J. E. Bouquot, Donald J. Ferguson. Ortodontia rápida com remodelação alveolar: Dois Relatos de Casos de Decrowding. The International Journal of Periodontics & Restorative Dentistry, 2001.

46. Kiyak HA, McNeill RW, West RA. O impacto emocional da cirurgia ortognática e da ortodontia convencional. Am J Orthod. 1985 Sep;88(3):224-

34. doi: 10.1016/s0002- 9416(85)90217-9. PMID: 3862345.

47. Reyneke JP, Bryant RS, Suuronen R, Becker PJ. Estabilidade esquelética pós-operatória após rotação do complexo maxilomandibular no sentido horário e anti-horário em comparação com o tratamento ortognático convencional. Br J Oral Maxillofac Surg. 2007 Jan;45(1):56-64. doi: 10.1016/j.bjoms.2005.12.015. Epub 2006 Feb 9. PMID: 16480797.

48. Baek SH, Ahn HW, Kwon YH, Choi JY. Cirurgia-primeira abordagem na má oclusão de classe III esquelética tratada com cirurgia de 2 mandíbulas: avaliação do movimento cirúrgico e tratamento ortodôntico pós-operatório. J Craniofac Surg. 2010 Mar;21(2):332-8. doi: 10.1097/SCS.0b013e3181cf5fd4. PMID: 20186090.

49. Wang YC, Ko EW, Huang CS, Chen YR, Takano-Yamamoto T. Comparação das alterações dimensionais transversais em pacientes cirúrgicos de Classe III esquelética com e sem tratamento pré-cirúrgico

ortodontia. J Oral Maxillofac Surg. 2010 Aug;68(8):1807-12. doi: 10.1016/j.joms.2009.09.089. Epub 2010 May 20. PMID: 20493619.

50. Ko EW, Hsu SS, Hsieh HY, Wang YC, Huang CS, Chen YR. Comparação das alterações cefalométricas progressivas e estabilidade pós-cirúrgica da correção esquelética da Classe III com e sem tratamento ortodôntico pré-cirúrgico. J Oral Maxillofac Surg. 2011 May;69(5):1469- 77. doi: 10.1016/j.joms.2010.07.022. Epub 2011 Jan 21. PMID: 21256648.

51. Liou EJ, Chen PH, Wang YC, Yu CC, Huang CS, Chen YR. Cirurgia

ortognática acelerada: movimentação dentária ortodôntica rápida no pós-operatório. J Oral Maxillofac Surg. 2011 Mar;69(3):781-5. doi: 10.1016/j.joms.2010.10.035. PMID: 21353934.

52. Saltaji H, Major MP, Alfakir H, Al-Saleh MA, Flores-Mir C. Avanço da maxila com

cirurgia ortognática convencional em pacientes com fissura labiopalatina: é uma técnica estável? J Oral Maxillofac Surg. 2012 Dec;70(12):2859-66. doi: 10.1016/jjoms.2012.03.009. Epub 2012 Jun 6. PMID: 22677329.

53. Ko EW, Lin SC, Chen YR, Huang CS. Variáveis esqueléticas e dentárias relacionadas com a estabilidade da cirurgia ortognática na má oclusão esquelética de Classe III com uma abordagem de cirurgia-primeira. J Oral Maxillofac Surg. 2013 May;71(5):e215-23. doi: 10.1016/j.joms.2012.12.025. Epub 2013 Feb 27. PMID: 23455415.

54. Kim CS, Lee SC, Kyung HM, Park HS, Kwon TG. Estabilidade da cirurgia de recuo mandibular com e sem ortodontia pré-cirúrgica. J Oral Maxillofac Surg. 2014 Abr;72(4):779-87. doi: 10.1016/j.joms.2013.09.033. Epub 2013 Oct 2. PMID: 24268965.

55. Park HM, Lee YK, Choi JY, Baek SH. Inclinação dos incisivos maxilares em pacientes com Classe III esquelética tratados com extração dos primeiros pré-molares superiores e cirurgia de duas mandíbulas: cirurgia ortognática convencional vs. abordagem surgery-first. Angle Orthod. 2014 Jul;84(4):720-9. doi: 10.2319/072113-529.1. Epub 2013 Nov 25. PMID: 24274956; PMCID:

PMC8650434.

56. Joh B, Bayome M, Park JH, Park JU, Kim Y, Kook YA. Avaliação de um tratamento mínimo versus ortodontia pré-cirúrgica convencional em pacientes classe III esquelética tratados com cirurgia de duas mandíbulas. J Oral Maxillofac Surg. 2013 Oct;71(10):1733-41. doi: 10.1016/j.joms.2013.06.191. Epub 2013 Aug 8. PMID: 23932114.

57. Zinser MJ, Sailer HF, Ritter L, Braumann B, Maegele M, Zoller JE. Uma mudança de paradigma na cirurgia ortognática? Uma comparação da navegação, talas concebidas/manufaturadas assistidas por computador e talas intermaxilares "clássicas" com a transferência cirúrgica do planeamento ortognático virtual. J Oral Maxillofac Surg. 2013 Dec;71(12):2151.e1-21. doi: 10.1016/jjoms.2013.07.007. PMID: 24237776.

58. Hernández-Alfaro F, Guijarro-Martinez R, Peiro-Guijarro MA. Cirurgia em primeiro lugar em cirurgia ortognática: o que aprendemos? Um fluxo de trabalho abrangente baseado em 45 casos consecutivos. J Oral Maxillofac Surg. 2014 Feb;72(2):376-90. doi: 10.1016/j.joms.2013.08.013. Epub 2013 Oct 16. PMID: 24139292.

59. Kim JY, Jung HD, Kim SY, Park HS, Jung YS. Estabilidade pós-operatória para abordagem de cirurgia-primeira usando osteotomia vertical intraoral do ramo: acompanhamento de 12 meses. Br J Oral Maxillofac Surg. 2014

Jul;52(6):539-44. doi: 10.1016/j.bjoms.2014.03.011. Epub 2014 Abr 18. PMID: 24746355.

60. Kim CS, Lee SC, Kyung HM, Park HS, Kwon TG. Estabilidade da cirurgia de recuo mandibular com e sem ortodontia pré-cirúrgica. J Oral Maxillofac Surg. 2014 Abr;72(4):779-87. doi: 10.1016/j.joms.2013.09.033. Epub 2013 Oct 2. PMID: 24268965.

61. Choi JW, Lee JY, Yang SJ, Koh KS. A fiabilidade de uma abordagem ortognática de cirurgia-primeira sem tratamento ortodôntico pré-cirúrgico para a deformidade dentofacial esquelética de classe III. Ann Plast Surg. 2015 Mar;74(3):333-41. doi: 10.1097/SAP.0b013e318295dcce. PMID: 23838836.

62. Uribe F, Adabi S, Janakiraman N, Allareddy V, Steinbacher D, Shafer D, Villegas C. Duração do tratamento e factores associados à abordagem da cirurgia em primeiro lugar: um estudo em dois centros. Prog Orthod. 2015;16:29. doi: 10.1186/s40510-015-0101-1. Epub 2015 Sep 10. PMID: 26359126; PMCID: PMC4565801.

63. Huang S, Chen W, Ni Z, Zhou Y. As alterações da qualidade de vida relacionada com a saúde oral e a satisfação após a cirurgia - primeira abordagem ortognática: um estudo prospetivo longitudinal. Head Face Med. 2016 Jan 5;12:2. doi: 10.1186/s13005-015-0098-1. PMID: 26729274; PMCID: PMC4700618.

64. Kwon YW, Bayome M, Park JU. Estabilidade Após Osteotomia Sagital Bilateral Dividida Com Fixação Interna Rígida em Cirurgia-Primeira

Abordagem. J Oral Maxillofac Surg. 2016 Abr;74(4):828.e1-6. doi: 10.1016/j.joms.2015.11.031. Epub 2015 Dez 10. PMID: 26723177.

65. Cartwright G, Wright NS, Vasuvadev J, Akram S, Huppa C, Matthews NS, Sherriff M,

Cobourne MT. Resultado do tratamento combinado ortodôntico-cirúrgico num instituto dentário universitário do Reino Unido. J Orthod. 2016 Jun;43(2):94-101. doi:

10.1080/14653125.2016.1176309. PMID: 27380483.

66. Almutairi FL, Hodges SJ, Hunt NP. Resultados oclusais em tratamentos combinados de ortodontia e

tratamento ortognático. J Orthod. 2017 Mar;44(1):28-33. doi: 10.1080/14653125.2016.1240428. Epub 2016 Oct 17. PMID: 27748646.

67. Pelo S, Gasparini G, Garagiola U, Cordaro M, Di Nardo F, Staderini E, Patini R, de Angelis P, D'Amato G, Saponaro G, Moro A. Abordagem ortognática com cirurgia prévia vs abordagem ortognática tradicional: Qualidade de vida relacionada com a saúde oral avaliada com 2 questionários.

Am J Orthod Dentofacial Orthop. 2017 Aug;152(2):250-254. doi: 10.1016/j.ajodo.2016.12.022. PMID: 28760287.

68. Feu D, de Oliveira BH, Palomares NB, Celeste RK, Miguel JAM. Mudanças na qualidade de vida relacionada à saúde bucal em pacientes com má oclusão de Classe III severa tratados com a abordagem cirúrgica de 2 mandíbulas. Am J Orthod Dentofacial Orthop. 2017 Jun;151(6):1048-1057. doi:

10.1016/j.ajodo.2016.10.034. PMID: 28554450.

69. Liao YF, Lo SH. Configuração da Oclusão Cirúrgica na Correção da Deformidade Esquelética de Classe III Utilizando a Abordagem Cirurgia-Primeiro: Diretrizes, características e precisão. Sci Rep. 2018 Aug 3;8(1):11673. doi: 10.1038/s41598-018-30124-2. PMID: 30076359; PMCID: PMC6076283.

70. Anwar M, Benington PCM, Gillgrass TJ, Ayoub AF. Abordagem cirúrgica-primeira para correção da deformidade dentofacial de classe III com osteotomia Le Fort I; é vantajoso? Br J Oral Maxillofac Surg. 2022 Nov;60(9):1234-1239. doi: 10.1016/j.bjoms.2022.07.005. Epub 2022 Jul 22. PMID: 36055865.

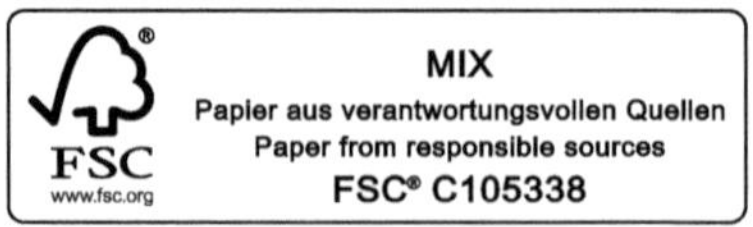

Printed by Books on Demand GmbH, Norderstedt / Germany